AF468455

QUESTION IMPORTANTE.

PEUT-ON déterminer un terme préfix pour l'accouchement.

Par M. LE BAS, *Maître en Chirurgie, Censeur Royal, &c.*

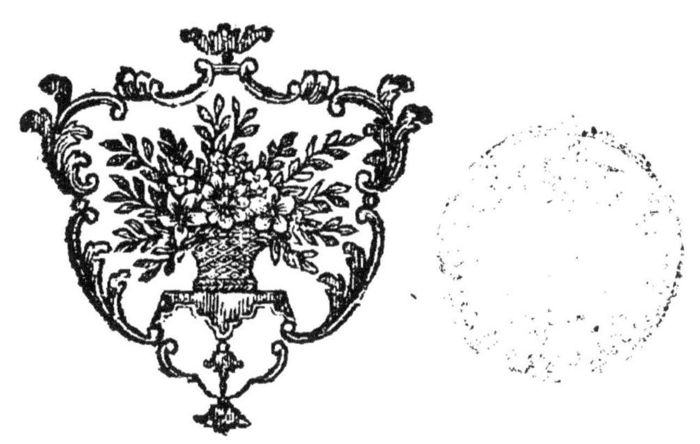

A PARIS,
Chez P. G. SIMON, Imprimeur du Parlement, rue de la Harpe à l'Hercule.

M. DCC. LXIV.

Avec Permission.

AVERTISSEMENT.

M. LOUIS, Professeur en Chirurgie Censeur Royal, &c. vient de donner au Public un Mémoire contre la légitimité des naissances tardives. On voit dans le style de cet Ouvrage autant de légéreté que d'esprit. Il n'en falloit pas moins pour faire valoir la Cause qu'on y défend. Quelque vraisemblance, cependant, que M. Louis ait voulu donner aux moyens qu'il employe, on s'apperçoit que les preuves ne trouvent de solidité que dans le génie de l'Auteur. J'ai été prié d'examiner si on pouvoit leur opposer la raison & l'expérience. Je l'ai fait d'autant plus volontiers, qu'il s'agit de procurer le repos des Citoyens, de défendre l'honneur d'une femme reſpectable, & d'aſſurer à un enfant infortuné ſon état & ſes droits.

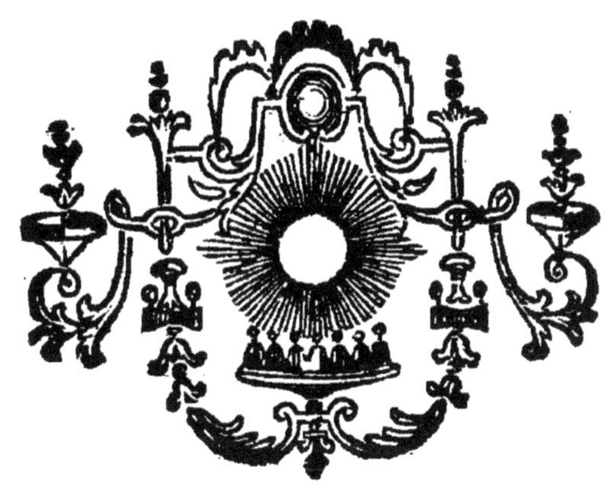

QUESTION IMPORTANTE.

Peut-on déterminer un terme préfix pour l'accouchement ?

RIEN n'a paru, jusqu'ici, plus difficile à traiter que cette question. L'affirmative devient un sujet d'inquiétudes & de troubles, un attentat même à l'honneur des Citoyens en général ; la négative une attaque à la doctrine de quelques Médecins & Chirurgiens rénommés (1). Comment s'exposer à opiner dans une circonstance aussi critique, si le bien public n'étoit de droit pré-

(1) *Nescio quomodo nihil tam absurde dici potest quod non dicatur ab aliquo Philosopho.* Cic. lib. 2. de div.

férable à toute autre considération? Mais d'où tirer nos moyens de décision? L'antiquité ne nous en offre pas plus que le siecle présent, puisque l'autorité d'une partie des Auteurs anciens, est détruite par celle de leurs Contemporains, & que notre âge est témoin des mêmes contrariétés: tous sont-ils également de bonne foi? Révoquera-t-on en doute la réalité de l'expérience de plusieurs (1)? Combattra-t-on les raisons du plus grand nombre? Auxquels, enfin, donner la préférence (2)?

Pour juger équitablement une question aussi épineuse d'après ces principes, considerons universellement l'immensité de la nature. De quelles capricieuses productions ne prend-elle pas plaisir à nous étonner? Quelles merveilles n'a-t-elle pas fait

(1) *Medicina non adeo incerta est, nec adeo levibus, ut vulgò putant, innixa fundamentis, sed regulis certis, multoque usu confirmatis suffulta est.* Bagliv. l. 10. c. 1. p. 6.

(2) *Ea est enim veritatis affectio, ut animum hominis reddat docilem, mansuetum, pacificum, sincerum, nulloque partium studio in diversa distractum.*

éclater juſqu'à préſent à nos yeux ? Quels prodiges encore cachés ne peut-elle pas enfanter dans la ſuite ? L'ouvrage des Hiſtoriens & Commentateurs fabuleux de ſes opérations, eſt d'en impoſer, il eſt vrai, au crédule vulgaire diſpoſé à s'enivrer du récit de phenomênes inouis & miraculeux ; mais il eſt auſſi de dociles, infatigables & veridiques ſcrutateurs de ſes ſecrets qui ne font leurs recits qu'avec diſcrétion, ſans altération, & qu'après un jugement refléchi. Ceux-ci ſont, le plus ſouvent, les moins accueillis, je l'avoue ; au reſte, ſi en échange d'une narration ſimple & inſtructive, on les met indifféremment dans l'oubli, ils ont du moins la ſatisfaction d'avoir été les Copiſtes fidéles des actions de la nature, & de ſçavoir qu'on ne peut, ſans injuſtice, leur faire le moindre reproche.

Sans parler ici des productions monſtrueuſes qui fourmillent dans les végétaux, pour rendre cet ouvrage plus curieux & multiplier les preuves qu'ils pourroient nous fournir (1), je me contenterai de rapporter celles que l'on voit dans le regne animal (2), & m'attacherai surtout aux variétés qui se trouvent particuliement dans l'homme, objet assez intéressant pour disposer nos Lecteurs à être pénétrés d'une certitude aussi grande du jeu de la nature, touchant le terme de la grossesse, que nous le sommes de ces réalités non suspectes & prouvées. La relation sera d'autant plus frappante qu'elle ne renfermera que des faits avancés par des Ecrivains célebres.

(1) *In horto Heïsteriano Ricinoïdes duæ in uno fictili mense Aprili hujus anni 1727 satæ, diverso tempore prodierunt, ut cum altera mense Augusti florere inciperet, altera è terra primum caput tollere cœpit; quod in eodem horto in Ketmiæ variis speciebus, itemque in colutæâ Æthiopicâ non hoc solum anno 1727, sed antea quoque sæpius licuit annotare. Dissertatio Medico-Legalis Autore Joanne-Gerard Wagner, Præside Heistero, Doct. Medic. celeber. pag. 27.*

(2) *Capra Bubulci calculo circà initium jejunii quadragesimalis paritura censebatur. Peperit tamen in fine demum earumdem, adeoque sex hebdomadibus tardius quam debuerat.* Cette citation est du même Auteur & dans la même page.

Il eſt conſtant que la Providence a permis qu'il y eut parmi les animaux, & ſurtout parmi les hommes, des productions monſtrueuſes. Les Hiſtoriens ſont tous d'accord ſur ces faits.

Entre les petits qu'une chatte mit bas à Padoue, il s'en trouva un qui n'avoit que les deux pieds de derriere & quatre oreilles.

Ariſtote fait mention d'un ſerpent à deux têtes.

Il parle auſſi d'une chevre qui portoit une corne à la cuiſſe. J'ai été témoin de trois phénomenes ſemblables.

M. Morand a dans ſon cabinet un Paon à deux têtes. J'eus occaſion de voir en 1757 une tête de veau, à laquelle on remarquoit quatre machoires, deux langues, un œſophage, une trachée-artere, trois yeux, dont un placé au milieu du front, étoit formé de deux globes ſéparés par une cloiſon, & deux oreilles. Je la fis voir à l'Académie de Chirurgie dans le même tems.

Scaliger parle d'un chien à deux pieds. Ruefius d'une jument faillie par un taureau (1), dont vint un poulain avec les pieds d'un cheval, les crins & la queue d'un bœuf.

Licetus, *pag. 18. de monst. Cauf.* fans s'expliquer fur le tems de la geftation, fait mention de l'accouplement d'un cerf avec une jument, qui mit bas un animal, dont la courfe étoit de la plus grande legereté. Alain parle d'un bœuf à cinq pieds; Rafés, d'un chien à trois têtes, Gauthier, d'un agneau qui nacquit avec les mammelles pleines de lait, comme celles d'une brebis qui nourrit, d'un poulain à cinq pieds, d'un poulet qui en avoit trois; j'en ai vû un auquel on en remarquoit quatre très diftinctement. Il s'en eft trouvé qui en avoient cinq; ainfi qu'un bœuf à deux têtes, une oye à deux cols, quatre pieds, autant d'aîles, & un feul dos; un veau ayant fept pieds, les dents & deux

(1) On fçait que le Jumart, bête de charge très-forte, provient d'un Taureau & d'une Jument, ou d'un Taureau & d'une âneffe. Il s'en trouve en Auvergne & en Efpagne.

têtes de chien, la premiere & la plus grande à la place ordinaire, l'autre à la queue.

Ces faits suffisent pour prouver la possibilité des productions monstrueuses chez les brutes. Comme nous n'avons pas l'intention d'en tirer un parti avantageux, ni la prétention de démontrer l'analogie déterminée qu'il y a entre eux & les hommes touchant le terme de l'accouchement, nous nous contenterons d'en ajouter encore quelques-uns pour servir à la certitude des caprices de la nature, & nous nous étendrons plus au long sur la matiere qui seule nous intéresse dans la question présente. Ce n'est pas cependant que nous soyons en défaut pour les preuves. Heister nous en fournit une bien suffisante pour convaincre de la possiblilité du prolongement du terme de la gestation chez les brutes. On vient de voir pag. 8. ce fait qui méritoit d'être rapporté.

Licetus a épuisé dans son ouvrage intitulé *de Monstris*, par ses recherches dignes de notre attention la ſource de ces hiſtoires. On y trouve tout ce que l'on peut deſirer pour être inſtruit. 1°. Des enfans qui naiſſent privés de quelques-unes des parties néceſſaires à la ſtructure parfaite de l'homme. Cet Auteur en attribue les cauſes à la trop petite quantité de matiere prolifique, à la foibleſſe ou impuiſſance de la matrice, au diamétre trop étroit de ce viſcere, & conſéquemment à la gêne où ſe trouve le fœtus à meſure qu'il croît ; à l'inertie de la ſemence, aux infirmités des parens, & aux maladies de l'embrion.

On y voit 2°. la citation de pluſieurs accouchemens de têtes ſeules, d'extrémités tronquées, que quelques-uns regardent comme des phénoménes provenans de l'imagination dépravée des meres, attribuées par d'autres à la ſurabondance de la liqueur ſpermatique, à la ſuperfetation, à la capacité bornée de la matrice, à la monſtruoſité des parens, à leurs paſſions, au défaut de nourriture que le fœtus reçoit, aux maladies dont il est susceptible, aux violens exercices des femmes enceintes. Cet Auteur & ses Partisans reconnoissent conséquemment *que la matrice* n'a pas *toujours une capacité rélative au germe qu'elle contient, qu'elle ne peut dans tous les cas être portée à un dégré d'extension plus considérable sans en souffrir, & que dans tous les tems de la grossesse, les fonctions du fœtus* ne *sont* pas *indépendantes de celle de la mere.*

Dans les fragmens de Ctesias, il est fait mention d'un enfant sans tête, dont accoucha Roxane, femme de Cambises, ce qui fit pronostiquer aux Mages que ce Roi ne laisseroit point de successeur à sa Couronne.

Jean Gauthier écrit, dans le second vol. de sa Chronologie Politique, qu'il naquit en 1462, au bourg de Dishistorf un enfant assez bien constitué, qui à la place de la main droite, dont il étoit privé, portoit une tumeur de la grosseur d'une noix, à l'endroit où est placé le pouce, n'avoit que trois doigts à la main gauche, unis intimément, & la même défectuosité à chaque pied. Ce monstre veçut plus de 60 ans, & se servoit de ce qui lui tenoit lieu de main pour boire & manger, compter & écrire.

Paré, Liv. 23, Chap. 6, parle d'un homme de 40 ans né sans bras, qui faisoit tout ce qu'on peut faire avec ses mains. Il avoit (dit cet Auteur) le corps quarré, lançoit avec toute la vigueur possible un palet à l'aide de son tronc, de sa tête & de son col. Il faisoit encore claquer un fouet de cocher, mangeoit, buvoit & jouoit avec ses pieds. Ce malheureux finit ses jours sur la roue pour cause de vols & de meurtres. Il fait encore mention d'un monstre féminin sans mains, qui filoit, comptoit de l'argent & écrivoit merveilleusement à l'aide des doigts de ses pieds.

Le même Auteur vit dans un bourg à six mille de la Ville de Guise, l'enfant de Pierre Renard & de Marquette, qui n'avoit que deux doigts à la main droite : le bras de ce monſtre étoit, dit-il, aſſez bien conformé depuis l'épaule juſqu'au coude, mais depuis cet endroit juſqu'à celui qui étoit terminé par les deux doigts, l'avant bras devenoit inſenſiblement difforme; on ne lui diſtinguoit point de jambes, car on ne pouvoit pas plus regarder comme une de ces extrémités, la maſſe ſans figure déterminée, qui s'étendoit depuis l'endroit où commence la feſſe droite, juſqu'au bout du pied, où l'on obſervoit la forme imparfaite de quatre doigts, que celle qui du milieu de la cuiſſe gauche offroit deux doigts, l'un deſquels reſſembloit à un membre viril.

Licetus dit avoir auſſi vu à Padoue une fille ſans bras, elle exécutoit avec les pieds tous les ouvrages auxquels une femme s'occupe ordinairement.

On ne peut mettre, ſuivant cet Auteur, an nombre des monſtres tous les êtres exactement bien conformés quoiqu'en petit, ſitôt qu'ils ne ſont privés d'aucunes des parties qui constituent un homme ordinaire. Il regarde comme seuls monstres ceux qui manquent en totalité ou en partie d'une piéce considérable, qui en ont par excès en immensité ou en quantité, ou qui sont le résultat d'un congrès affreux. Les Auteurs sont d'accord sur la cause de ces événemens, & ils les attribuent, ou au défaut de matiere formatrice de la partie, ou à sa trop grande abondance, ou à son manque d'analogie. Mais pourquoi & comment dans l'instant de la création du fœtus telle partie manque-t-elle déterminément, préférablement à une autre ? Hyppocrate fait mention, Sect. 2. Epid. 2. d'un enfant né sans os, d'une fille sans pieds, d'un homme sans bras, & d'une tête dont le cerveau & le cervelet avoient pour enveloppes des membranes au lieu & place des piéces solides qui composent la boëte osseuse du crâne, auquel la femme d'Auguste donna naissance. On a vû d'autres objets qui n'étoient redevables de leur monstruosité qu'au défaut de parties moins intéressantes ; l'un par exemple, avoit seulement le nés de manque, l'autre les oreilles. Peut-on poser pour principe avec Licetus, que la nature ingrate aux parens, dont elle s'est servie pour fabriquer cet homme informe, avoit privé leur germe de la qualité nécessaire à la production de cette charpente osseuse ? que l'enfant né sans extrémités inférieures, n'a pas reçu, dès le premier instant de sa conformation, la matiere essentiellement propre à la production & à l'accroissement de ces parties ? Qu'un enfant qui naît avec une seule main, un pied, un œil, sans nés, sans oreilles, n'en a pas eu suffisamment pour la construction de celles qui manquent.

Mais Rhuisch & l'expérience nous apprennent que du sang des animaux on peut faire des membranes informes, que les parties molles s'ossifient : il y a donc dans la matiere séminale, dès le premier instant de la conformation, les qualités requises pour la structure des os, pour celle des muscles, de leurs tendons, des membranes, des vaiſſeaux de tout genre & des autres parties. Attribuons en conſéquence les phénoménes monſtrueux à d'autres cauſes. Mais où en trouver de certaines que dans l'inertie de la matiere ſéminale, ou dans l'infirmité de la matrice.

Le diamétre trop étroit de ſon col, & même celui de la partie de ce viſcère, où eſt contenu l'embrion, ne peut-il pas être un obſtacle à la perfection de la conception, comme il le prétend. Je me rendrois volontiers aux raiſons qu'il rapporte pour en faire la preuve. Un Schirre à la matrice, ou contenu dans les membranes qui enveloppent l'embrion naiſſant, celui de quelques viſceres voiſins peut par ſa compreſſion s'oppoſer à la ſtructure harmonique de l'enfant, & le priver de quelques membres, auſſi bien que celle qui ſe fait avec des bandes pour cacher la groſſeſſe : le volume d'un placenta prodigieux, un gemeau plus vigoureux qu'un autre & autres cauſes ſemblables peuvent encore lui être nuiſibles.

Ne

Ne peut-on pas auſſi reconnoître pour cauſe d'un enfant tronqué, l'inaptitude de la matiere ſéminale, ſuppoſition faite de la bonne diſpoſition de la matrice & de toutes les qualités déſirées pour une parfaite conformation ?

Nombre de faits prouvent également qu'il y a des productions humaines monſtrueuſes par excès en volume ou en quantité, comme il en eſt de mutilées. Je n'en rapporterai que deux.

En 1063 près du Lac de Conſtance, il naquit deux enfans parfaitement conſtruits, l'un mâle, l'autre femelle, qui étoient intimement unis par le milieu du ventre.

J'ai vu en 1750 un monſtre ſemblable conſervé dans l'eſprit de vin, à la Charité de Paris, qui depuis a été transféré à Grenoble.

Des citations plus étendues me ſemblent inutiles.

Nous voyons donc qu'un enfant peut naître privé de quelques-unes de ſes parties, monſtrueux par la multiplicité de certaines créées aux dépens de quelques autres; plus encore, avec cette multiplication, ſans qu'il y en ait à deſirer de celles qui le caractériſent naturellement. Ce ſont autant de preuves de la certitude des caprices de la nature.

Nous avons également des exemples de fœtus prodigieux nés à ſix, ſept & huit mois, d'oſſifiés, de pétrifiés venus à un terme extraordinaire; de Sujets qui avoient le foye à gauche & la rate à droite; de femmes accouchées à ſoixante ans, de matrices doubles, d'hommes nés avec trois & quatre teſticules, &c.

Quoique ces exemples deviennent ſuperflus pour conſtater les premiers faits que nous avons rapportés, & rendre nos conſéquences ſur la bizarrerie de la nature plus ſolides, la plûpart nous deviennent favorables dans la circonſtance préſente. Ne s'oppoſent-ils pas, en effet, *à ces Loix* prétendues *immuables du terme préfix pour l'accouchement des femmes, ainſi que l'eſt,* à peu de chose près, *celui des* brutes? Je dis à peu de chose près, puisque des gens préposés à l'accouplement des juments avec l'étalon, ont remarqué qu'elles ne mettoient, pas plus que les brebis, indifféremment bas au même terme, d'un mâle & d'une femelle.

Mais les convictions les plus certaines qui viennent à notre secours, sont les prodiges qui suivent le commerce dont la bienséance ne permet pas de parler. Aristote convient de cette possibilité, pourvu que le terme fixé pour l'accouchement puisse se concilier entre les animaux de différentes especes qui se seront approchés. *Coeunt animalia generis ejusdem secundum naturam, sed ea etiam quorum genus diversum quidem, sed natura non multum distet; si modo par magnitudo sit & æquent tempora graviditatis.* L'expérience ne s'oppose qu'à une partie du passage d'Aristote, *si modo par sit magnitudo & æquent tempora graviditatis.* Cette expérience se trouve dans les copulations d'animaux, dont l'un a pour mettre bas un terme ordinaire, différent de celui de l'autre avec lequel il s'accouple, & duquel il differe en grandeur. Ces accouchemens monſtrueux doivent-ils ſe faire au même terme que ceux qui ne changent rien à l'ordre de la nature ? on le regardera comme impoſſible, après avoir refléchi ſur la diſproportion de la matrice d'une chienne avec le germe qu'elle recevra d'un animal plus gros qu'elle, & dont le terme differe.

L'Auteur de l'ouvrage, dont j'ai parlé dans l'avertiſſement, conſidere *la matrice comme l'unique agent de l'excluſion de l'enfant.* Cependant il eſt prouvé, comme on le voit, *qu'elle ſe trouvera au terme*, ou même avant, *à un dégré d'extenſion tel qu'elle ne pourra être portée au-delà ſans inconvénient*, & que cette cauſe dépendra uniquement du volume du fœtus qui la provoquera pour ſa ſortie.

Sans nous arrêter à ces refléxions, nous allons examiner avec toute l'attention poſſible ce que cet Auteur dit en faveur du terme préfix de l'accouchement. Il eſt certain que ce terme doit être considéré *suivant les maximes de la Jurisprudence & les principes des Jurisconsultes, qu'elle dépend principalement de la décision de ceux qui par état étudient la nature, & se sont appliqués à connoître ses différentes marches.*

Mais la génération est *une des plus mystérieuses productions de la Nature;* peut-on décider constamment, avec certitude & infailliblement sur une opération mystérieuse ?

Les effets de la Nature sont constans. Il y auroit de la justice à adopter ce sentiment, s'il ne souffroit aucune contrariété : nous venons de prouver par des faits, qu'on a plus d'une preuve de ses caprices.

De leur observation il peut sortir assez de lumieres pour lever les doutes que les diverses opinions des hommes ont jettés sur cette matiere.

Cette induction à opiner en faveur des conclusions qu'il tire dans la suite auroit lieu, si l'éclat des lumieres, dont il devient l'Apologiste, n'étoit obscurci par des observations contraires. Les incertitudes & les contradictions que l'on trouve dans les Auteurs, méritent de sérieuses attentions avant de porter son jugement.

On ne peut donc rien conclure de juste de ce que disent la plûpart pour le terme préfix de l'accouchement.

Les Loix de la Nature, continue-t-on, *sont constantes & immuables : tous les Naturalistes, depuis Aristote, conviennent de cette vérité à l'égard des animaux.*

Je réponds, sans donner d'altération au texte, qu'Aristote dit dans son livre intitulé : *De gener. animalium*, hist. 7. que les brebis dans certains climats mettent deux fois bas par an. *Oves in Magnesiâ & Apuliâ bis sæpè quotannis, & ut plurimùm gemellos pariunt.* Et dans le chap. 2. du même liv. que les différences des lieux ne contribuent pas peu à la fécondité ou à la stérilité, à la création d'un mâle ou d'une femelle. *Locorum differentias plurimum facere ad fœcunditatem & sterilitatem, marisque ac fœminæ procreationem.*

Il ajoute au liv. 6. chap. 2. de l'hiſtoire des animaux, que les oiſeaux ſont plutôt éclos l'été que l'hiver. *Aves excludunt celeriùs æſtate quàm hyeme.* Les poulets le vingt-deuxiéme jour en été, quelquefois le vingt-cinquiéme en hyver, ainſi que les oiſons ſouvent après avoir été couvés plus d'un mois entier. *Gallinas æſtate duodevigeſimo die fœtum excludere, hyeme aliquando vigeſimo-quinto, quemadmodum & anſeres ſæpè ſuprà menſem cubare animadvertimus.* Et au chap. 20. du même livre, que les chiennes de Laconie portent ſoixante jours & plus. *Catellas Laconicas uterum geſtare ſexagenis diebus aut uno aut altero plus minuſve.*

Peut-on, d'ailleurs, avec refléxion, faire une juſte comparaiſon de l'homme avec les animaux ſur le myſtere de la génération (1)? L'homme eſt de tous le plus

(1) *Nunquam enim determinatio quantumvis naturalis in rebus potentiæ contradictionis ſubjectis adeo determinata eſt & immòta, quin latitudine aliquâ dividatur, & nunc brevior reddatur, nunc prolixior.* Henning. de part. hum. leg. term. pag. 22.

ſenſuel, le plus voluptueux, & doué à la place de l'inſtinct qu'ils ont, d'un eſprit lumineux, qui ſouvent lui eſt d'une foible reſſource pour éviter les écueils. Depuis l'âge de puberté, où les paſſions s'allument, juſqu'à la vieilleſſe, où communément, & ſuivant les circonſtances paſſées elles s'éteignent, excité par un ſentiment plus ou moins vif, il conçoit en toutes ſaiſons, en tous tems, à toute heure. Il differe conſéquemment ſur ce point du plus grand nombre des animaux, qui ont en partie naturellement un tems déterminé par la Providence pour leur accouplement. Si par un événement contraire à leur inſtinct, ils travaillent ſans diſtinction à la propagation de leur eſpece, au moins ont-ils généralement une retenue à laquelle la nôtre ne peut s'aſſujettir. En effet, la plûpart des brutes après la conception ceſſent leurs careſſes. La femelle ayant ſatisfait au ſentiment animal, refuſe l'approche du mâle qui ne fait pas ordinairement de nouvelles tentatives pour la ſéduire, l'organe de l'odorat, ſiege de leur plus forte ſenſation, n'eſt plus ſollicité par les corpuſcules, alors concentrés, qui s'évaporoient des parties de la génération de la femelle dans le tems de ſa folie, &, *vice verſâ*, la femelle ne trouve plus chez le mâle ces particules odorantes qui la mettoient en humeur, & la forçoient de s'abandonner alors aux deſirs de ſon ſemblable. En un mot, l'un & l'autre ne ſont excités que dans l'eſpace de tems que l'inflammation des lieux qui ſert de théatre à la propagation de leur eſpece eſt établie. Auſſi cet ordre leur devient-il avantageux. Le mâle prend naturellement ſon parti, & la femelle une fois pleine, ſemble refléchir ſur le grand œuvre qui lui reſte à faire, & s'en occupe comme de ſon unique objet. Rien ne trouble auſſi l'harmonie de ſa conception, elle atteint paiſiblement le terme preſcrit par l'Auteur de la nature pour ſa délivrance. *Les âneſſes & les jumens portent* plus ou moins de tems, *quels que ſoient la taille, le tempérament particulier & le volume des fœtus ;* mais les inconsidérations de l'homme, les maladies & autres accidens sont des obstacles à l'immutabilité de la grossesse.

Il doit y avoir, dit-on, *un terme préfix pour la naissance d'un enfant. Les Loix de la Nature bien examinées démontrent qu'elles ne peuvent être plus variables pour l'homme que pour les animaux.*

Peut-on trouver une démonstration dans l'incertitude ? Y eût-il autre chose que de l'incertitude dans une allégation qui n'est pas constamment univoque, & fondée sur l'évidence ?

Pour ne pas déterminer au hazard le terme de la grossesse, que l'on développe les différentes opérations de la Nature dans la matrice. Ce travail exige, à la vérité, les plus scrupuleuses attentions, on ne doit, en ce cas, s'en rapporter qu'à ses propres découvertes. Il ne faut donc rien négliger pour remplir cette carriere aussi glorieuse & utile qu'elle est pénible, & ne prononcer qu'après l'avoir parcourue, supposé toutefois qu'on y ait recueilli ce qui peut fournir de juſtes conſéquences. Si au reſte les citations ſont de quelque reſſource à quiconque voudra ſe diſpenſer de ces recherches dans le livre de la Nature, n'avons-nous pas les mêmes prérogatives que les autres, & ne nous eſt-il pas permis d'oppoſer à l'autorité que l'on emprunte des Auteurs adoptés, parce qu'ils favoriſent, celle d'un auſſi grand nombre d'Ecrivains qui ſont pour nous, & dont la célébrité n'eſt point équivoque (1) ?

Mais en ſuppoſant que les différentes opérations de la nature ſoient généralement connues, ne peut-il y avoir d'exceptions à la regle ? Déterminera-t-on auſſi certainement le terme préfix de la geſtation dans une matrice, ſolide & active, que dans une qui ſera foible, délicate, indo-

(1) *Variari tempus pariendi, & à nono aliquando ad ſextum, ſeptimumvè & octavum menſem detrahi, aliquando etiam ſuprà decimum uſque ad decimum-quartum ſi Avicennæ credendum eſt extendi neceſſe eſt.* Henning. depart. hum. ligit. term. pag. 35.

lente (1). Un germe injecté dans la vigueur du combat par un homme frais & robuste, n'aura-t-il pas plus de disposition à s'accroître promptement que celui d'un athlete vieux, énervé & infirme? Celui d'un sujet dont le sang sera appauvri, fera-t-il d'aussi rapides progrès que celui d'un homme sain? Ne lui faudra-t-il pas plus de tems pour se développer? N'auroit-il pas même été en pure perte, s'il n'eût souffert une douce & longue préparation dans une matrice présupposée bien organisée?

Ne sera-t-il nullement susceptible de l'excellence ou de la detériorité de la source d'où il sort? N'aura-t-il aucun secours à espérer, suivant les cas plus ou moins urgens, de la part du viscere auquel il aura été confié? Ne peut-il, en un mot, se faire que la matrice soit le réservoir d'un germe débile, précieux reste du dernier effort d'un homme presqu'éteint, &

(1) *Est formationis & perfectionis varietas quæ pro facultatis robore & debilitate non eodem semper tempore absolvitur.* Sennert. de part. in genere pag. 168.

que par ſa parfaite conſtitution elle n'entretienne, fomente & vivifie, pour ainſi dire, la foible chaleur de la matiere qu'elle aura retenue? En ce cas les progrès de l'embrion seront-ils auſſi rapides qu'ils l'auroient été, ſi le germe eût eu plus de vigueur? Si l'on m'oppoſe & l'on me prouve que le terme de la geſtation eſt conſtamment, univerſellement & indiſtinctement le même, je n'ai rien à repliquer; ſi au contraire je fournis des exemples d'accouchemens à terme faits avant celui de neuf mois, je n'admettrai pas uniquement ce terme à l'excluſion des autres. D'ailleurs, ſi les accouchemens antérieurs au terme de neuf mois ſont ainſi que les ultérieurs dans la claſſe de ceux qui ſont regardés comme faits contre le vœu de la Nature, quels troubles pourra-t-il en réſulter? Que de diſputes ſur leur légitimité? Pierre aura épouſé Marie au commencement du mois de Mars, & ſera mort trois jours après ſon mariage, Marie ſera accouchée au commencement d'Octobre ſuivant d'un enfant qui vivra : si on lui accorde la légitimité, pourquoi la refusera-t-on au fils de Renée, qui n'est venu qu'à dix mois dix-sept jours ? Ce terme excede de dix-sept jours celui qui est admis par Hyppocrate, d'un mois dix-sept jours celui qui est déterminé par l'Auteur de la Consultation que nous combattons, & sur lequel Mauriceau n'a pas plus voulu prononcer que sur les autres, mais celui de sept devance celui de neuf, de soixante jours, il y a donc dans ce dernier plus d'irrégularité que dans le premier, combien conséquemment d'enfans illégitimes.

Voyons maintenant ce qui peut assurer la légitimité. Est-ce le tems de la gestation ? Sennert reconnoît pour accouchement à terme, celui qui se fait dans, ou à peu près, le tems fixé par les Loix de la nature. Il regarde comme irrégulier celui qui le devance ou en est reculé, & comprend dans cette classe les avortemens. *Legitimus est, quo ut plurimum & ferè secundum Naturæ legem fœtus in lucem eduntur ; illegitimus autem eſt qui ante aut poſt illud partui ſtatutum tempus accidit, quo pertinet & abortus.*

Ce Medecin s'accorde avec Ariſtote ſur la variété du tems de la geſtation des femmes, & adopte avec Pline comme regulier l'accouchement qui ſe fait dans le cours d'un an, pourvu que l'enfant vive. *Etſi verò ut Ariſtoteles lib. 4. de gen. animal. cap. 6. Scribit, in reliquis animalibus unum eſt partus tempus, homini ſaltem multiplex : ſeu, ut Plinius lib. 7. Hiſt. Natur. cap. 5. Loquitur, cæteris animalibus ſtatutum pariendi & partus gerendi tempus eſt, homo toto anno & incerto gignitur ſpatio, tamen certi termini ſunt citrà & ultrà quos partus non eſt vitalis.* Et il ajoute enſuite qu'il n'oſe affirmer que l'enfant né avant le terme de ſept mois ne ſoit pas viable. *Jam non dicam ante ſeptimum menſem vix partus eſt vitalis.*

Il appuye ſon ſentiment ſur le témoignage de Montius, qui dit avoir vu l'Echanſon d'un de nos Rois dans un âge viril, né à cinq mois. Il cite encore Valesius qui parle d'une fille née de son tems au même terme, & qui vecut plus de dix ans. Il prend des exemples dans Cardan, qui parle d'une fille née à Milan 168 jours après que sa mere eut fait une fausse couche; enfin, il en tire d'Avicenne & de Cardan ensemble, qui rapportent l'histoire de deux enfans qui vecurent, quoique nés au terme de six mois.

Il y a, à plus forte raison, moins de doute sur la légitimité de ceux qui naissent aux termes de sept & de huit mois, comme dit Sennert : *Ob facultatis robur & materiam formationi aptam & probam, quibus concurrentibus formatio citò absolvitur & partus acceleratur.*

Pline, Varron, Gellius, Cardan, Marsile Ficin, sont contraires au sentiment d'Hyppocrate, qui prétend que l'enfant né à huit mois ne peut vivre. *Octavo mense editus, nullus unquam vivit.* Ils donnent chacun des preuves qui favorisent cette contrariété.

Ce

Ce que dit Sennert sur le terme le plus commun de l'accouchement est à la vérité positif. *Maximè autem legitimum pariendi tempus & quo plerique fœtus in lucem eduntur, est mensis nonus & decimus; à die decimo-quinto noni mensis ad diem decimum-quintum decimi mensis: Tunc enim perfectionem absolutam fœtus assecutus est.* Il dit ensuite : *Quia in decimo mense usque ad medium imò ad finem ejus plerique nascuntur, decimus mensis pro naturalis partus termino à pluribus habetur.* Mais il ne nie pas que tout autre accouchement qui se fait au-delà du terme de dix mois, soit hors de la classe des accouchemens légitimes. Salomon, chap. 8. du livre de la Sagesse, Menandre & Virgile reconnoissent le terme de dix mois pour conforme aux Loix de la Nature.

Y a-t-il des exemples bien prouvés d'accouchemens au terme de onze mois commencés ou revolus ? Nous en trouvons dans Pline, liv. 7. chap. 5. dans Cardan, dans Amatus Lusitanus.

Sennert rapporte encore, ſur le témoignage de Faber, qu'une femme après pluſieurs couches aux termes ordinaires, ayant fait en différens tems deux enfans, l'un à 18, l'autre à 20 mois de groſſeſſe, conſulta la Faculté de Montpellier, pour ſçavoir ce qu'elle penſoit de ces deux événemens, & que les ſentimens furent partagés. Si l'opinion des Medecins de Montpellier fut partagée, nous avons le ſuffrage d'une partie dans la queſtion préſente.

L'intention de la Nature n'eſt pas, dit-on, *que l'homme naiſſe hors du tems reglé par ſes loix. Tout accouchement qui ne vient pas dans le tems qu'elles preſcrivent, eſt, ſelon Zacchias, contre l'ordre de la nature, & ce tems ne peut être reculé ſans inconvéniens pour la mere ou pour l'enfant, Ariſtote a été en erreur*, &c.

Qu'entendent Zacchias & ſes Partiſans par l'intention & les loix de la Nature? Quand ils ſeroient en état de les établir, ces Loix ſeroient-elles invariables? Nous allons par de nouveaux faits prouver le contraire. Les filles ſont généralement nubiles à quatorze ans, les femmes fecondes jusqu'à la cinquantiéme année de leur âge : il est cependant des filles nubiles à neuf & dix ans dans les climats tempérés, sans emprunter les exemples des pays chauds, où elles le sont à ces âges, & des femmes qui ont accouché à cinquante-trois, cinquante-cinq, & même soixante ans. Si on pense qu'elles portoient ce germe depuis le tems prescrit pour la fécondité, notre sentiment sur le terme indéterminé de la gestation, doit prévaloir.

L'erreur d'Aristote vient, dit-on, *d'une fausse interprétation que ce Philosophe fait du sentiment d'Hypocrate.* On fait un Commentaire sur ce Medecin, insuffisant cependant pour faire voir clairement cette erreur. *Zacchias*, ajoute-t-on, *distingue avec raison un enfant viable, d'un enfant dont la naissance est naturelle.*

Sur quoi porte cette distinction? La Nature avoit en vûe de produire un enfant vivant, l'enfant est produit & vit, son intention est remplie, & le sera également à tous les termes où il en naîtra qui jouiront du même avantage. Mais ne perdons point de vûe les principes adoptés par l'Auteur. La naissance qui se fera suivant le vœu de la Nature, devra être regardée comme naturelle. L'intention & les loix de la Nature fixent le terme de la naissance à neuf mois de grossesse ; *tout accouchement qui se fait avant ce terme est contre l'ordre & les loix de la Nature, celui de la grossesse ne peut être avancé ni reculé sans inconvéniens pour la mere ou pour l'enfant*. Le mot viable & faculté de vivre sont, je le pense, synonimes. Or y a-t-il une différence de possibilité de vivre qui soit déterminée pour chaque terme qui devancera ou succédera celui de neuf mois ? On n'en dit rien, on se tait également sur les inconvéniens dont on menace la mere ou l'enfant en pareil cas, & l'on fixe décidément le terme naturel de la naissance d'un enfant à neuf mois.

Si la nature a fait quelqu'un dépositaire du Code de ses Loix, nous sommes en droit d'en exiger un extrait. Si on nous le fournit, l'expérience qui met en fait des accouchemens à cinq, six, sept, huit, dix, onze mois & plus, qui ne furent ni au détriment de la mere, ni à celui de l'enfant, doit passer pour une fiction.

Envain les Philosophes & les Medecins les plus renommés que l'antiquité produisit nous offriront le fruit de leurs veilles & leurs remarques, envain ils éleveront la voix pour faire valoir la solidité de leurs raisonnemens, ils ne doivent plus être écoutés.

Pour saisir le vrai point de la discussion, je consens, avec l'Auteur de la Consultation, de penétrer plus avant dans les secrets de la Nature, & d'examiner ce qui se passe chez elle. Nous verrons qu'elle se plaît quelquefois à faire des préparations qui sont en pure perte. On a vû des femmes avec tous les signes d'une grossesse imaginaire avoir les mammelles tuméfiées, & vers le cinquiéme mois d'une suppression de leurs regles, rendre assez abondamment de lait, d'autres dans une vraie grossesse en être dépourvues. A quel usage dans la fausse grossesse la Nature avoit-elle destiné cette liqueur nourriciere ? Voilà une preuve que la présence du lait dans les mammelles, ne peut établir la certitude d'une vraie grossesse, ni son absence la détruire ; on n'est donc pas en droit de dire *qu'il y a toujours une correspondance mutuelle de la matrice avec les mammelles, où se prépare imperturbablement la nourriture qui sera convenable au nouveau né.*

L'Auteur admet comme une vérité qui mérite considération la clôture de l'embrion dans ses membranes & flottant dans la matrice ; il le compare dans ce viscere à l'œuf sous la poule. Il tire ensuite de M. de Reaumur l'art de faire éclore & élever des oiseaux domestiques, pour étayer son sentiment sur la génération. Il dit que *la chaleur animale n'est pas nécessaire, & que l'artificielle proportionnée à la premiere, suffit pour terminer cet œuvre ; que l'on peut garder les œufs pendant un tems considérable avant que de les faire couver, sans que ce retard s'oppose au développement de l'embrion.* Cet exemple peut-il entrer en comparaison avec la conception de l'homme ? L'œuf de la femme, en effet, (supposé qu'il soit admis) ou quelqu'autre matiere fluide, après qu'elle a reçu les caresses de l'homme, étant une fois tombés dans la matrice, avec des variétés qui dépendent d'eux ou de la mere, s'y développent, s'ils en ont reçu la faculté par la vigueur du germe viril, & ne peuvent jouir de cet avantage dans toute autre partie, à l'exception des trompes & des ovaires, fussent-ils pourvûs de ce précieux liquide qu'ils tirent de l'homme : cette analogie entre le développement de l'œuf de la poule & celui de la femme n'est donc pas admissible, puisque celui-ci a besoin pour éclorre de la chaleur naturelle, qui n'est pas nécessaire à l'autre, & peut tout au plus avoir lieu dans un discours Physiologique, pour donner une idée générale de la conception.

Nous sommes d'accord sur le terme de l'émission du fœtus, sitôt qu'elle sera regardée comme absolument dépendante de la perfection des organes, à un point déterminé pour différentes fonctions dont il est devenu capable, & qu'il ne peut exercer dans la matrice : en ce cas, en effet, rien ne s'opposera à ce que le fœtus y séjourne plus long-tems, eû égard à la lenteur du développement de ses parties, ou à la foiblesse de la mere, ou à quelqu'autre cause, & que le terme ne soit prolongé au-delà de ceux qui sont ordinaires, lorsqu'il n'arrive aucun de ces inconvéniens. Quand on fait une exacte recherche dans la Nature, on s'assure de ses caprices, & l'on découvre infailliblement des changemens dans ses Loix.

Ainsi d'après *la maniere dont le fœtus existe dans la matrice, il est manifeste* que les moindres accidens peuvent procurer aux femmes non-seulement un changement *dans le cours & la distribution des liqueurs*, mais encore l'avortement & la mort même. L'expérience le confirme tous les jours ; à plus forte raison les passions violentes, les différens accidens qui leur arrivent, le désordre dans la façon de vivre, la tristesse ou la joie subitement suivies d'une bonne ou mauvaise nouvelle, &c. les exposeront à ces dangers. La mere en effet n'a pas imperturbablement la faculté de conserver au fœtus une *chaleur douce* & son asile. Sitôt que le placenta est détaché, cet accident s'oppose à l'accroissement de l'embrion, & le force à sortir prématurément. Des circonstances qui peuvent le *retenir au-delà du terme* de neuf mois nous deviennent favorables, si l'enfant peut naître au-delà de ce terme avec la vie, & continue d'en jouir sans que la mere en souffre. Cet accouchement enfin sera tout au plus regardé comme fait contre les Loix ordinaires de la Nature, & non pas comme vision.

Les Partisans modernes de l'incertitude des tems de la grossesse, ne sont point servilement *les échos de Louis Mercatus*, s'ils parlent d'après l'expérience, & celle dès Auteurs qui ont écrit ſut cette matiere avant & depuis ce Médecin. On ne ſut, je le penſe, jamais en droit d'ôter la liberté de faire des citations qui favoriſent une opinion, cet uſage a de tout tems été admis pour donner plus d'autorité à des écrits.

Henningius dans ſon Traité *de legit. part. terminis* fait clairement entendre qu'il ne peut y avoir abſolument un terme préfix pour l'accouchement. *Sed ne hanc theſim*, dit cet Auteur, *quam ex Phiſicâ doctrinâ præſupponimus, per exempla & inductionem non neceſſariam, nimis late extendamus, ſtatuimus partum quoque humanum determinatum eſſe ad certum aliquem terminum naturæ hominis perficiendæ congruentem, quem aliunde non deſumimus, quam à perfectione & magnitudine, idque juſſu Ariſt.* 4. gen. anim. c. 10. & 6. hiſt. c. 2. & 3. *Quò enim perfectiùs quodque & majùs, eò diutiùs elaborandum, & ad debitam amplitudinem extendendum eſt. Accedit mollities*

& humiditas seminis humani, quæ non patitur se subitò indurari & in partes formari, quod humida difficulter terminentur termino proprio : Ut ita satis longo spatio, magnitudini & perfectioni corporis humani congruente, opus esse ex hac ratione videatur.

Præcisè autem diem, aut mensem inde præfinire non licet, quod proportio illa, ut & mixtionis, soli naturæ nota sit, sed quicquid hujus cognitum habemus, à posteriori didicimus, sicut Hippocr. de septim par. *ad observationes obstetricum provocat.*

Aulus Gellius, liv. 3. chap. 16. de son livre qui a pour titre *Noctes Atticæ*, avance que le terme de la gestation est ordinairement de neuf mois, plus communément de dix. Cet Auteur en étoit tellement persuadé, qu'il admet le passage de Plaute. *Idque Plautum veterem Poetam dicere videmus in comædiâ Cistellariâ his verbis.*

Tum illa quam compresserat
Decimo post mense exacto peperit filiam.

Et celui de Varron d'après Aristote, Partisan du terme de onze mois. *Quod si quis in undecimo menſe natus eſt ſecundum Ariſt. Accio idem quod Titio jus eſto apud me.*

Il n'oublie pas de rapporter ce qui ſe paſſa à Rome ſous le regne d'Adrien, touchant un accouchement arrivé à onze mois de groſſeſſe. *Fœmina bonis atque honeſtis moribus, non ambigua pudicitia, in undecimo menſe, poſt mariti mortem, peperiſſe; factumque eſſe negotium propter rationem temporis quaſi marito mortuo poſtea concepiſſet, quoniam decemviri in decem menſibus gigni hominem, non in undecimo ſcripſiſſent: ſed Divum Hadrianum, cauſa cognita, decreviſſe in undecimo quoque menſe partum edi poſſe: idque ipſum ejus rei decretum nos legimus. In eo decreto Hadrianus id ſtatuere ſe dicit requiſitis veterum Philoſophorum & Medicorum Sententiis.*

Il ajoute ce que dit Pline au liv. 7. de ſon Hiſtoire Naturelle en faveur d'une groſſeſſe de treize mois. *Sed quoniam de Homericano annuo partu ac de undecimo menſe diximus quæ cognoveramus; viſum est non prætereundum, quod in Plinii secundi libro 7. Naturalis Historiæ legimus. Verba ipsius Plinii posuimus :* Massurius Autor est, L. Papirium prætorem, secundo hærede lege agente, bonorum possessionem contra eum dedisse, quum mater partum se tredecim mensibus tulisse diceret, quoniam nullum certum tempus pariendi statutum ei videretur.

L'Histoire rapportée par Dodonæus dans ses Observations Medicinales, pag. 288, d'après Ægid. Hertogius, est bien suffisante pour engager à ne pas révoquer en doute le prolongement du terme de la gestation au-delà de neuf mois.

« Catherine, épouse de Michel de Menne, » devient grosse au mois de Mars 1549. Le » mouvement de l'enfant qui se fit sentir » quatre mois après, fut un signe univoque » de la grossesse. Les douleurs qui annon- » cent un accouchement prochain, com- » mencerent le premier Décembre suivant, » & persisterent, ainsi que le mouvement » du fœtus, sans relâche jour & nuit pen-

» dant quarante jours consecutifs. Elle di-
» minuerent alors insensiblement, à mesure
» que l'agitation de l'enfant devint moins
» sensible, pendant cinq à six jours,
» au bout desquels la tranquillité fut par-
» faite. Cinq ans après il sortit de sa matrice
» des os de fœtus ».

Les violentes secousses du fœtus (1) sont des preuves du long espace de tems qu'il conserva la vie, & annoncent la gêne où il fut jusqu'au quarantiéme jour après le terme de neuf mois révolus, où il cessa de se mouvoir, & probablement de vivre. Il est manifeste que cet enfant auroit pû aussi bien vivre, si rien ne se fût opposé à sa sortie, à dix mois & demi, qu'il l'auroit pû, s'il fût venu au monde au terme de neuf mois que les premieres douleurs s'annoncerent.

On pourroit opposer que depuis Hyppocrate on a souvent été en dispute sur ce qu'il entendoit par mois solaires & par mois lunaires, ce qui peut avoir fait une

(1) *Fœtus vehementissime semper movebatur ac calcitrabat.*

erreur de ſupputation qui nous deviendroit défavorable.

Gallien éclaircit cette matiere dans ſon livre intitulé *de Epid. Comm.* 7. ch. 29. de façon à n'y laiſſer aucun doute. Il fixe chaque mois indifféremment à 30 jours. Il ne s'agit plus pour lever toutes difficultés, que d'examiner ſi cette interprétation s'accorde avec le texte d'Hyppocrate. Ce Pere de la Medecine, dit au commencement de ſon liv. *de Partu Septim.* οἱ δὲ ἑπτάμηνοι γίνονται ἐκ τῶν ἑκατὸν ἡμερέων καὶ ὀγδοήκοντα, καὶ δύο, καὶ προσεόντος μορίου. Les enfans du commencement de ſeptiéme mois naiſſent le 182e jour, ou environ.

Ce paſſage démontre clairement qu'Hypocrate n'entendoit parler que des jours ordinaires, auxquels on donnera ſi l'on veut les noms de lunaires, de périodiques, ou de ſynodiques, qui ſont reconnus chacun pour être de vingt-quatre heures.

On lit encore dans ſon Traité *de Principiis* ἔχει δὲ, καὶ τὸ ἑπτάμηνον γενόμενον τρεῖς δεκάδας ἑβδομάδων, ἐς δὲ τὴν δεκάδα ἑκάστην ἑβδομήκοντα ἡμέρας, τρεῖς δεκάδας δὲ ἑβδομαδων αἱ συμπασαι δεκα και διακοσιαι. « La » naiſſance à ſept mois révolus comprend » trois decades, qui équivalent 210 jours, » expreſſions qui ne tombent que ſur les » mois ſolaires fixés également à 30 jours ».

Faiſons actuellement la confrontation de ces deux paſſages avec celui d'Ariſtote. Voici ce que dit ce Philoſophe au chap. 4. du livre *de Gen. Animal.* τα αλλα ζωα μοναχως ποιει την τȣ τοκȣ τελειωσιν (ἑις γαρ ωρισαι τȣ τοκȣ χρονος πασιν) ανθρωπω δε πολλοι μονῳ των ζωων. και γαρ ἑπταμηνα και εννεαμηνα γινονται, και δεκαμηνα το πλειστον, ενιαι δε επιλαμβανȣσι και τȣ ἑνδεκατȣ μηνος. » Les animaux mettent bas à un terme com- » plet. L'homme ſeul de tous naît à ſept » mois, à neuf, ſouvent à dix & à onze ».

Trouve-t-on de l'obſcurité dans cette citation ? N'eſt-elle pas conforme à l'opinion d'Hyppocrate ſur le tems menſtruel & journalier de la geſtation ? Si l'on veut, outre cela, faire attention à l'idée que les anciens avoient de l'influence du ſoleil & de la lune ſur les hommes, ſurtout en fait d'accouchemens, d'accouchemens, on verra qu'ils les croyoient ſoumis à la puiſſance de l'un ou de l'autre de ces Aſtres. Hyppocrate le donne à entendre dans pluſieurs endroits de ſes Ecrits. Ainſi ces Philoſophes étoient perſuadés que les enfans conçus immédiatement après l'écoulement des menſtrues étoient ſous la domination de la lune. La conception, au-contraire, qui ſe faiſoit en tout autre tems, étoit, ſuivant leur opinion, ſous les auſpices du ſoleil.

Voilà ces raiſons qui ont donné lieu aux accouchemens lunaires & ſolaires, & aux diſputes qui ont duré pendant tant de ſiecles. Les enfans qui naiſſent dans le Groenland, climat dans lequel, comme dans tout autre encore inconnu, le terme de la geſtation peut être avancé ou retardé, ainſi que dans ceux dont nous avons la carte, ſeront d'après ces conſidérations tous ſolaires, puiſque les femmes n'y ont point de purgations périodiques. On s'aſſureroit plus fréquemment de la variété des termes, ſi l'on ſuivoit avec plus d'exactitude les caprices de la Nature dans cette opération, & il y auroit une témérité marquée à prétendre, avec nos foibles connoiſſances de lui donner des bornes.

Hebenſtreit condamne formellement la doctrine d'Hypocrate, puiſqu'il admet pour principe que l'accouchement ne peut gueres être différé au-delà de deux cens ſoixante & douze jours, ſans préjudicier à la mere ou à l'enfant. *Ce ſentiment*, continue-t-on, *s'accorde plus avec l'uniformité générale.* Mais on n'a pas d'abord fait ſi peu de cas de ce Prince de la Medecine, lorſqu'on a trouvé chez lui de quoi glaner, en lui donnant des interprétations qui devenoient avantageuſes au ſentiment qu'on avoit adopté. Cependant nous paſſons cet article, mais qu'on ne reſte pas au moins en arriere ſur les preuves de fait, à deſſein de ſoutenir ce que met en avant l'Auteur rigoriſte, dont on ſaiſit le paſſage qu'on nous oppoſe.

Quant à la citation de Koben, elle ne porte que ſur ceux qui par des raiſons d'intérêt donnent des Certificats, quoique fondés ſur une expérience ſans interruption, contraires à ce qu'ils avancent; le texte y eſt formel, mais on ne peut nier qu'il y a eu, & qu'il eſt encore des Praticiens conſommés dans l'art témoins d'accouchemens très-poſtérieurs à ceux du terme de neuf mois, & qui ſans compromettre leur honneur & leur conſcience peuvent les atteſter *de viſu*.

On va peut-être nous objecter que l'ancienne Philoſophie étoit la ſource de l'erreur & de la crédulité, & que celle de nos jours a donné des connoiſſances indubitables & accréditées. Nous pourrions répondre que nous ſommes redevables aux veilles des grands hommes produits par l'antiquité, des découvertes qu'on a faites depuis eux, & que ſans les pénibles travaux auxquels ils s'exercoient, la Phyſique ſeroit peut-être encore ignorée. Si le ſentiment des modernes qui ont donné des preuves de leurs connoiſſances dans cette partie, ſe concilie ſi bien avec celui de nos Anciens, ſi des faits le confirment, pouvons-nous les déſavouer ſans nous exposer à être taxés de peu de reconnoissance ou même d'infidélité ?

Mais sans nous en tenir à l'autorité d'Aristote, qui admet la possibilité des accouchemens au terme de onze mois, à celle de Pline, de Varron, de Gellius, de Cardan, de Marsile Ficin, d'Amatus Lusitanus, de Sennert, sans parler des témoignages d'Augenius, de Spigellius, d'Hartungius, d'Arnisæus, de Speronius, de Barre, de Dodonæus, d'Heningius & d'une infinité d'autres, écoutons ce que disent les Auteurs les plus modernes, éclairés sans contredit par les lumieres de la Physique.

Jean-Gerard Wagner, dans sa Dissertation Medico-legale, qu'il soutint à Helmstat en 1727, sous la Présidence du célebre Heister, s'exprime ainsi :

Anni hujus sæculi decimi noni mense Sextili, virgo temperamenti melancholico-cholerici, anno ætatis trigesimo viro nupsit LIX. fere annos nato, cui mense Decembri præcipite eodem anno funus facere coacta fuit. Javolena (hoc nomine mulierem hanc denotare [illegible]uit) cum se prægnantem, nec temere, arbitraretur, id quod, diem obeunte marito, ſtatim medico ſuo aperuit, paulo poſt menſtrui fluxus, ſive rectius, hæmorrhagiæ uteri, indicia perſentiſcens, hujus rei, ne abortus fieret, auxilium ab eodem prudenti exercitatiſſimoque medico petiit, qui, debitis medicaminibus ac venæ ſectione adhibitis, id dedit operam, ne quid damni inde futuro homini oriretur. Quum autem & mœrore gravi & ira interea temporis ſæpe adficeretur, commoti ſanguinis indiciis poſt aliquod tempus rurſus infeſta, conſilio medici iterata venæ ſectione, fœtui, opem ferre ſtuduit. Tandem menſe Aprili ſequentis anni cIↄIↄccxx *ſe motum infantis percipere, medico refert. Exinde ſenſim ventri tumor tantis acceſſionibus ſingulis menſibus auctus apparuit, ut partus tempus imminere menſe Septembri, tum ipſa, tum alii, judicarent. Perſtitit vero ex illo tempore tumor, nullo, quod ſentiri poſſet, incremento auctus, ad anni* cIↄIↄccxxI *primos uſque dies, quibus infantem perfectum quidem, debilem tamen & ſuturis cranii hiantibus, admodum difficili puerperio, eſt enixa. Ad vitæ vero, quæ graviditatis tempore ipſi contigit, genus, quod attinet, illam parco victu uſam, multo ob mariti ex hac vitâ inopinatum diſceſſum mœrore ac triſtitiâ excruciatam, plurimis animi perturbationibus, itàque crebiori infeſtatam, omnes qui eamdem illo tempore viderunt, uno ore unâque voce ſunt teſtati. Bis venæ ſectionem ſuadente medico, ſymptomatibus jubentibus, paſſa eſt, ità, ut nullum calamitatis genus, quo infantis ſanitas in diſcrimen ſummum adduci poſſet, relictum videretur.*

Hac de re quum inclytus medicorum in Academiâ Juliâ ordo judicium ferre rogaretur, an hic partus, his poſitis circunſtantiis, pro legitimo haberi poſſit? ſingulis adjunctis æqua judicii lance expenſis, ſententiam tulit; ita, ut legitimum illum admiſerit. Experientiâ enim teſte multa ſunt, quæ partus terminum inſignem in modum aut accelerare queant aut retardare, Hippocrate, aliiſque eruditis medicis id quam clariſſime evincentibus, ità, ut ſexto, ſeptimo, undecimo, duodecimo, decimo tertio & quarto, menſi-

bus, qui primam lucem aſpexerint, ſint re-perti, ut videre eſt apud Spigell. Th. Bartholin. Guldenklée, Plin. Cardan. Amat. Luſit. Avicenne, Franciſc. Vallés, Horat. Augen. Schenck. Speron. &c.

La femme qui fait le ſujet de cette hiſtoire, épouſa, comme on le voit, à l'âge de trente ans, au mois d'Août 1719, un homme de quarante ans ou environ, qui mourut en Décembre ſuivant. Elle confia à ſon Medecin le ſoupçon qu'elle avoit d'être groſſe; peu après ſa déclaration elle eut une perte qui fit appréhender qu'elle ne fît une fauſſe couche, mais le Medecin ſçut la prévenir par les remedes convenables. Au mois d'Avril de l'année ſuivante, elle ſentit rémuer ſon enfant & en avertit. Son ventre, depuis cette époque, groſſit inſenſiblement, de façon à lui faire eſpérer, ainſi qu'aux perſonnes qui s'intéreſſoient à elle, qu'elle accoucheroit dans le mois de Septembre, mais elle demeura dans cet état juſqu'au mois de Janvier de l'année ſuivante, qu'elle mit au monde un enfant, foible à la vérité, mais bien conformé, si l'on en excepte la défectuosité qui se trouvoit au crâne, occasionnée par la séparation des sutures. Ce fait fut attesté par toutes les personnes qui avoient été présentes à l'accouchement, & instruites de la grossesse.

L'Académie de Juliers reconnut que cet accouchement étoit à terme, & déclara l'enfant légitime, en attribuant la cause de ce retard à l'hemorrhagië qu'avoit eu la mere pendant sa grossesse, au peu d'alimens que cette femme avoit pris, au chagrin dont la perte de son mari l'avoit accablée, à la foiblesse de l'enfant, dont la détention avoit été naturellement forcée dans la matrice, eu égard aux uns & aux autres de ces inconvéniens, & duquel les os du crâne, malgré ce long séjour n'avoient pas été portés au dégré de perfection qu'ils ont ordinairement acquis au terme de neuf mois.

Nous voyons dans les Mémoires de l'Académie des Sciences de l'année 1753, pag. 139, un fait à peu près semblable

& plus convainquant encore de la possibilité du retardement de la gestation, puisque celui-ci alla jus-qu'au trente-sixiéme mois. En voici la Rélation.

« Une femme du Bourg de Jouarre, » mariée au commencement de 1748, » ressentit, environ six semaines après son » mariage, toutes les incommodités qui » accompagnent ordinairement le commencement d'une grossesse, à l'exception » de la cessation des regles : elle fut saignée, suivant l'usage, vers le milieu du » quatriéme mois, & environ au milieu » du cinquiéme elle commença à sentir remuer foiblement son enfant, elle ressentit de la peine à marcher, & son sein » s'enfla. Au huitiéme mois il sortoit par » l'extrémité des mammelons des gouttes » d'un lait épais & roussâtre ; enfin, au » commencement du neuviéme les jambes » s'enflerent, & il y parut des varices, en » un mot, à l'exception des regles qui » vinrent toujours à l'ordinaire, elle eût » tous les symptomes & toutes les mar-

» ques de ſa groſſeſſe la mieux caractéri-
» ſée : le neuviéme & même le dixiéme
» mois ſe paſſerent cependant ſans accou-
» chement, mais le 23 de Décembre, qui
» étoit le onziéme de la groſſeſſe, la fem-
» me ſentit des douleurs très-vives dans
» les reins & dans le ventre. La Sage-
» femme fut mandée, & ayant touché la
» malade, elle ne lui trouva aucune diſ-
» poſition à l'accouchement : on la ſaigna,
» le lendemain il ſortit environ trois livres
» d'eaux rouſſes ; les douleurs durerent
» pendant trois jours, après quoi les re-
» gles parurent en petite quantité, les dou-
» leurs ceſſerent, la malade reprit vigueur
» & ſe porta très-bien juſqu'au mois de
» Février 1749, que quelques peſanteurs
» qu'elle reſſentit obligerent de la ſaigner ;
» après quoi elle reprit ſa ſanté ordinaire,
» ayant toujours le ventre & le ſein fort
» enflés.

» L'état de la malade étoit cependant
» inquiétant ; elle jouiſſoit d'une parfaite
» ſanté, mais que penſer d'une groſſeſſe
» auſſi longue & auſſi extraordinaire qu e

» celle-ci, Elle eut recours aux avis des
» personnes les plus éclairées qui se trou-
» verent à sa portée. Outre M. Terrede,
» Chirurgien de l'Abbaye Royale de
» Jouarre, qui l'avoit conduite dans tout
» le cours de sa maladie, & auquel l'Aca-
» démie doit cette Rélation qu'il a en-
» voyée à M. Baron pour lui en faire
» part; elle consulta encore M. Sorbet,
» Chirurgien Major des Mousquetaires
» Gris, qui se trouva pour lors à Jouarre;
» M. Guibet, Medecin de Coulomiers,
» & même M. Winslow qui étoit allé pren-
» dre l'air dans son voisinage. Tous una-
» nimement assurerent qu'elle étoit vérita-
» blement grosse, & M. Winslow la fit
» saigner & purger pour favoriser l'accou-
» chement; mais tout cela fut inutile, &
» elle étoit encore bien loin du terme où
» devoit finir son inquiétude.

» Au mois d'Août 1749, dix-huitiéme
» de la grossesse, les regles qui étoient
» toujours venues en rouge, changerent
» de couleur & parurent en blanc, mais

» toujours avec la même exactitude : M. » Terréde commença alors à douter de la » prétendue grossesse, il examina de nou- » veau la malade, qui lui dit que dans le » moment même qu'elle lui parloit elle » sentoit remuer son enfant ; mais quelque » attention qu'il y apportât, il ne put, » même en lui touchant le ventre, s'ap- » percevoir d'aucun mouvement ; il re- » marqua seulement que le ventre étoit » tendu comme un tambour, & se contenta » de saigner & de purger la malade de » tems en tems, lorsqu'il jugeoit qu'elle » en avoit besoin.

» Toute l'année 1750 se passa dans le » même état, sans douleurs, sans accidens » & sans autre changement, que la ces- » sation de l'enflure des jambes, dont ce- » pendant les vaisseaux demeurerent tou- » jours variqueux. Le 5 Janvier 1751, la » malade ressentit de vives douleurs du » côté droit, elle fut saignée ; les douleurs » augmenterent & se porterent aux reins » & au bas ventre : on crut alors qu'elle

» alloit accoucher, mais la Sage-femme » qui fut mandée ne la trouva nullement » diſpoſée, & les douleurs ſe calmerent » effectivement ſur le ſoir, de maniere » que le lendemain ſix, la malade put ſe » tranſporter à pied à un endroit diſtant » de Jouarre d'une bonne portée de fuſil: » ce petit voyage reveilla les douleurs, » qui furent très-vives toute la journée. » La nuit du ſix au ſept, la malade fut » très-agitée, ſon ventre s'affaiſſa, & il lui » ſurvint une incontinence d'urine. Sur » le ſoir du ſept Janvier la Sage-femme » fut appellée, & ayant touché la ma- » lade, elle la trouva diſpoſée à l'accou- » chement; en effet, peu de momens après, » les eaux percerent, la tête de l'enfant » parut, & la malade accoucha heureuſe- » ment ſur le dix heures du ſoir d'un en- » fant mâle, bien conformé, du moins à » l'extérieur. Cet enfant a vêcu trois jours, » & n'eſt mort que parce qu'il n'a pas été » poſſible de lui faire prendre aucune nour- » riture. L'enfant ni l'arriere-faix n'étoient

» pas plus gros que si la grossesse n'eût été
» que de neuf mois : il n'est survenu aucun
» accident à la mere, & elle s'est relevée
» en parfaite santé. Mais ce qu'on n'ap-
» prendra certainement pas sans étonne-
» ment, c'est qu'elle est depuis redevenue
» grosse, & que sa seconde grossesse est
» semblable à la premiere. Lorsque M. Ba-
» ron lisoit à l'Académie cette Rélation le
» 28 Février 1753, elle etoit dans le vingt-
» troisiéme mois de sa seconde grossesse :
» elle est encore dans le même état au-
» jourd'hui 29 Novembre 1756, c'est-à-
» dire, grosse depuis cinq ans & huit mois.
» La grosseur de son ventre est énorme,
» elle porte six pieds & demi de tour; elle
» dit qu'elle sent remuer son enfant, du
» reste elle se porte bien, a de belles cou-
» leurs, mange & dort à l'ordinaire, &
» travaille de son métier de blanchisseuse.
» Sans la premiere longueur de sa pre-
» miere grossesse, il y auroit tout lieu de
» penser que celle-ci n'est qu'une véritable
» enflure; mais le premier événement em-

» pêche qu'on ne puiſſe porter un prognoſ-
» tic certain ſur ſon état, que le tems ſeul
» pourra faire connoître ».

George-Frederic Orth ſoutint en 1720 à Tubinge ſous la Préſidence de Rodolphe-Jacques Camerarius, une Thèſe, dont le ſujet eſt un fœtus ſorti après une groſſeſſe de quarante-ſix ans.

Contigit anno quo vivimus MDCCXX. menſe Martii in pago Suevico prope Gemundam, Leinzell appellato, ad Nobilem quendam pertinente, quod fœmina quædam nomine Anna Millerin, ſiccioris & gracilioris corporis habitu prædita, hilaris atque alacris ad ultimum uſque vitæ terminum, annorum circiter XCIV. Vidua quadragenaria, ante XLVI. annos ſe gravidam pronunciaſſet. Menſes emanſere, abdomen intumuit, tamen tempore inſtantis partus dolores quoque parturientium ſenſit. Dum vero à matre atque adſtantibus expectabatur infans, ſpes fefellit, poſtquam enim ſine ullo alio effectu, niſi quod aquæ effluxerint, per 3. imo uti poſtmodum Chirurgus perſcripſit 7.

circiter ſeptimanas hi dolores duraſſent, exhibito uti Chirurgus retulit neſcio quo medicamento, forſan anodyno, à quodam medicaſtro, omnium cum admiratione ceſſarunt, & nullis ſubſequentibus gravibus ſymptomatibus, mulier ſatis bene vixit, niſi quod tumor abdominis remanſerit, & pondus quoddam gravativum ibidem ſenſerit. Sed mox altera vice imprægnata, uterus in modum elevabatur variis moleſtiis ſuccedentibus, tempore vero partus ſolemni unicus tantum prodibat infans, quod & ſimiliter tertia vice accidit, qui ambo adhuc ſuperſtites. Tumore igitur priſtino non ſubſidente, dolore iſto gravitavo, præcipuè ſi loco ſe movere ſedemque mutare intendebat, ut & ſi dextro lateri incumbebat, dolore in ſiniſtro, latere infra umbilicum ſpatio volæ manus urente continuante, uſque ad finem vitæ indeſinenter de graviditate conqueſta eſt. Ita vixit adhuc uſque ad XCIV. ætatis annum, qua ætate morbo quodam aſthmatico pectorali correpta, ſenioque confecta, tandem fato functa eſt. *Et viribus ſenſim ſenſimque remittentibus,*

mittentibus, de convaleſcentia deſperabat; hinc mortem fores pulſantem obſervans, deſiderium ſuum repetitis minis reiterat, & à perilluſtri Familia petit, quo poſt obitum cadaver à Chirurgo Heubacenſi, mortuo interim Laud. D. Wohnlich, aperiatur. Cui anxio petito etiam annuebatur. Per tres enim quatuorve dies ægritudine quaſſa, XI. Martio anni currentis fatis ceſſit, hinc altero die à prædicto Chirurgo ejuſque Genero corpus defunctæ juſſû atque permiſſû Illuſtris DOMINI DE LANG *apertum eſt. Incidebant abdomen tumidum, tegumenta removebant, interiora perluſtrabant, pleraque viſcera exceptis pulmonibus ſana reperiebant, uterus autem præcipue verſus latus ſiniſtrum turgebat. Hic curioſitatis ergo diſciſſus, ecce mirandum naturæ phænomenon Globus videlicet oſſeus magnitudine maximæ Sphæræ Luſoriæ in ſcenam prodit, qui lateri ſiniſtro uteri mediante carne ſquamoſâ, magnitudine floreni, firmiter adhærebat, quo etiam in latere in utero plurimæ conſpiciebantur glanduloſæ excreſcentiæ. Stupebant non immeritò, inſo-*

litumque hoc productum ad ulteriorem rimationem animos incitabat. Separato itaque Globo ab utero, ac seorsim considerato sequentia sese sistebant; Exterius totus fere erat osseus, figura fere Sphærica, pondere circiter superficie non glabrâ sed asperâ, prominentiis ubique parvulis obsitâ in isto vero latere, quo utero adhærebat, aliquo modo erat cartilagineus neque adeo durus, uti in reliquâ circumferentiâ. Après l'ouverture. *Mox diductis hemisphæriis in conspectum veniret fœtus mortuus sexus masculini, ad partum maturus, non putridus, sed livido defunctorum colore præditus, aliquatenus, referente Pastore, instar carnis fumatæ subfuscus, ast perhibente Chirurgo recens & fœtui hoc momento defuncto simillimus, nullum fœtorum spirans, corpusculum uti & viscera quoad tactum justo duriora deprehendebantur, & propter Liquidi defectum aliquantulum exsiccata ac indurata, omnibus membris insuper, imo unguiculis, absolutus, totus siccus, uti & reliquum concavum sphæræ, adeo, ut nullum vestigum ullius liquoris in interstitiis appareret. Situs cæteroquin erat naturalis.*

Cette femme, comme on le voit, conçut à l'âge de quarante-huit ans, ou environ; ressentit à neuf mois de grossesse, [qui est le terme le plus ordinaire pour l'accouchement] les douleurs qui l'annoncent, & en eut les signes, puisque l'écoulement des eaux se fit. Les douleurs continuerent vivement & sans interruption pendant six semaines, au bout desquelles elles cesserent, au moyen d'un remede anodin [autant qu'on peut le présumer] qui fut administré par le Chirurgien. On observe que la tumeur & la pesanteur ordinaire à la grossesse qui est au terme de neuf mois, subsisterent jusqu'à sa mort, qui arriva dans la 94e. année de son âge; qu'elle eut, pendant & indépendamment de cette longue grossesse, deux enfans, un fils & une fille, sans en être incommodée. L'ouverture de son cadavre fut faite, & l'on trouva une masse osseuse qui renfermoit un fœtus de sexe masculin très-bien conformé, ne répandoit aucune odeur fœtide, sembloit récemment mort, & étoit enveloppé de membranes sanguinolentes.

Y a-t-il de raisons qui s'opposent à ce que nous pensions que ce fœtus eût été privé de la vie long-tems après le terme de neuf mois, qui fut l'époque des douleurs que ressentit la mere, & qui annonçoient l'accouchement ? On remarque qu'elles durerent pendant sept semaines entieres. Doit-on croire que le fœtus mourut dans cet intervalle ? Les signes de vie qu'il donna s'y opposent, & ces signes sont prouvés par les mouvemens qu'il fit pendant ce tems. D'ailleurs, il ne se trouva pas putrefié lorsqu'on fit l'ouverture de la boëte qui le contenoit. Il ne seroit pas sensé de croire que cette capsule osseuse eût pû promptement acquérir le degré de consistence suffisant pour le garantir de la putrefaction ; cette metamorphose ne se fait point à la hâte. Mais l'enfant a joui de la vie dans la matrice pendant sept semaines au-delà du terme de neuf mois, &

il n'y resta opiniâtrement jusqu'à la mort de sa mere, que parce qu'il s'étoit rencontré quelque obstacle à sa sortie, tel qu'un schirre ou autre. Le même accident auroit pû arriver également au fils de Renée, sans l'exacte conformation de la matrice & des autres parties qui se prêtent d'ordinaire à l'accouchement.

La Motte nous offre également son suffrage, pag. 28. du premier livre de son Traité des Accouchemens. « Je suis bien » éloigné, dit-il, de regarder ce terme » [*de neuf mois*] comme une regle géné- » rale pour tous les accouchemens, puis- » que j'appelle l'enfant être à terme depuis » le commencement du septiéme mois, » DIX, DOUZE, & même au TREISIEME; » ce tems avancé ou retardé, n'est, selon » moi, d'aucune conséquence, quand cela » n'arrive par aucune cause violente, mais » parce que la nature est obligée de se » décharger d'un fardeau qui l'oppresse, » & que l'enfant a pris plus ou moins de » nourriture au ventre de sa mere, dans

» la pensée que quand ce retardement ar-
» rive, ce n'est qu'à cause que l'enfant est
» trop petit ou trop foible, ce qui fait que
» la mere ne se sent point incommodée,
» à moins que la matrice ne soit irritée,
» car quelque foible & petit que soit l'en-
» fant, dès qu'il irrite par trop la matrice,
» c'est une nécessité qu'il en sorte, parce
» que cette irritation donne occasion aux
» douleurs, d'où s'ensuit l'accouchement,
» aussi bien à sept & à huit mois qu'à dix
» ou à douze ».

Voilà des faits bien capables d'allarmer la certitude Physique de *Zacchias* & de ses Commentateurs, sur l'invariabilité de la nature touchant le tems de la gestation & le terme immuable de neuf mois.

Ajoutons pour completer cet ouvrage, ce que dit le Commentateur d'Heïster à l'article de l'accouchement pag. 314. « Il
» faut, *dit-il*, poser pour principe que le
» terme de neuf mois est le plus ordinaire,
» & que le tems marqué par la Nature est
» celui qui s'écoule depuis sept mois juf-

» qu'à onze ». Il eſt évident que les femmes accouchent dans tous les tems de cet intervalle.

Enſuite il ajoute en parlant du fœtus :

« L'action de ce corps détermine la matrice à s'ouvrir ».

Ces expreſſions ſont ſi claires, qu'on n'a pas beſoin de citations plus intelligibles, pour déſiller les yeux de ceux qui ſe ſentiroient diſpoſés à être du ſentiment de la Conſultation à laquelle nous nous oppoſons.

Il eſt inutile d'augmenter notre réponſe des témoignages d'une infinité d'autres Ecrivains qui conviennent de l'incertitude du terme de l'accouchement. Je me borne pour dernier mot à ce que dit Heffter, pag. 7. de ſa Diſſertation imprimée à Erford en 1745. Ce Medecin y reconnoît la poſſibilité de l'accélération ou du retard de l'accroiſſement du fœtus. *Conſtat fœtuum incrementa valdo perè variare, alioſque celerius, alios tardius increſcere.* Il eſt certain que ſi la Nature avoit fixé un terme immuable pour l'accouchement, elle auroit également déterminé les degrés immuables de l'accroissement de l'embrion, & toute autre gestation qui auroit été contraire à son vœu, seroit devenue funeste & infructueuse.

Il y a également à repliquer à l'examen que fait l'Auteur de la Consultation, des causes qui déterminent l'accouchement.

La Matrice, dit-il, *n'a jamais qu'une capacité rélative au volume de l'enfant.* Les observations de Licetus détruisent cette doctrine. Il prétend aussi qu'*il n'y a point d'effort de la part de l'enfant pour sortir.* Prenons pour un instant l'exemple d'un poulet. D'où vient sa sortie? N'est-elle pas le plus souvent dûe aux efforts du bec de l'animal renfermé dans sa coque qu'il vient à bout de percer? Pourquoi l'Auteur de la nature aura-t-il refusé à celui qu'il a créé à son image, l'instinct & la puissance qu'il accorde aux volatiles? Nous convenons que la matrice fait la plus grande partie de l'ouvrage, mais non la totalité.

En cas de mort l'enfant est, à la vérité, expulsé par la seule action de ce viscere, mais avec quelle lenteur & quelles peines la matrice fait-elle l'ouvrage étant dans cette situation, forcée de prendre tout sur elle pour se délivrer du corps étranger qui l'incommode. Réussit-elle toujours dans cette entreprise? Combien de fois l'Accoucheur n'a-t-il pas été forcé d'employer dans cette triste circonstance les ressources de l'art, & les instrumens appropriés à une si cruelle opération, pour délivrer une mere mourante? Les efforts même n'ont-ils pas été quelquefois inutiles, l'enfant n'est-il pas demeuré dans la mattice, ne s'y est-il pas ossifié, pétrifié?

La discussion de ces faits est, je l'avoue, *très-importante*. Mais le volume & le poids du fœtus contribuent en partie à l'ouverture de la matrice, en excitant l'action de cet organe. Il sera facile d'en tirer, de l'avœu de ceux qui nous sont opposés, des inductions favorables aux accouchemens tardifs, si l'on prouve l'un & l'autre de ces faits. C'eſt préciſément ce que nous allons eſſayer. La mechanique de la matrice eſt telle que ce viſcere peut entrer en contraction, & avoir des mouvemens convulſifs par pluſieurs cauſes. Si, par exemple, la veſſie eſt trop remplie d'urine, le rectum de matiere ſtercorale, ſi la matrice elle-même contient une mole, de l'air rarefié, ſi elle eſt agacée par des fleurs blanches acrimonieuſes, la preſſion des parties voiſines portées hors de l'état naturel, ou les matieres que la matrice renfermera, occaſionneront une irritation, d'où réſultera une contraction plus ou moins violente, qui dans l'état de groſſeſſe ſera quelquefois ſuivie d'avortement; ce fait eſt fondé ſur l'expérience. On voit qu'à plus forte raiſon la matrice ſera ſuſceptible de cette irritabilité, & des contractions & convulſions qui ſuivent cette diſpoſition dans les cas de groſſeſſe portées à ſon degré de maturité. Pour être convainçus de cette réalité, il ſuffit de faire attention, que dans ſon état de vacuité, elle ne ſera ſujette à aucun inconvénient, à moins que les accidens que nous venons de décrire, les paſſions hyſteriques, ou quelque maladie ne les occaſionnent.

Alberti pag. 37. propoſe l'examen attentif de vingt circonſtances, d'après leſquelles on pourra juger de la vérité ou fauſſeté de la prolongation du terme. Pourquoi ſans vouloir ſe rendre à ſa propoſition, dire que toute cette doctrine porte ſur un faux principe? Les Loix de la nature ne ſont-elles abſolument connues que d'un certain nombre de perſonnes à l'excluſion de tout autre? Ceux qui en ſont les dépoſitaires, ont-ils des obſervations triomphantes & une expérience inconteſtable? Il n'eſt pas poſſible de l'imaginer, après avoir vû rejetter à M. Louis les épreuves qu'Alberti propoſe de faire.

Il y a des degrés de dépendance rélatifs du fœtus à la mere, & de la mere au fœtus; la mere met le fœtus à l'abri des intemperies de l'air & des viſſitudes des ſaiſons, le conſerve tranquillement dans une chaleur douce & uniforme. Nous en convenons, pourvû que la mere & le fœtus n'éprouvent aucun accident pendant le cours de la groſſeſſe. Mais comment le fœtus a-t-il en lui-même les cauſes & les agens de ſon accroiſſement ? Comment peut-il abſorber les ſucs nourriciers de la mere, ſans que l'inanition de celle-ci puiſſe influer ſur lui ? D'où tirera-t-il dans cet état de diſette ſa nourriture & ſon accroiſſement ? A-t-il une proviſion innée ſuffiſante pour ces deux effets ? On ne ſeroit pas éloigné de convenir que l'épuiſement de la mere pourroit plutôt être regardé comme la ſource du bon état de l'enfant, par ce qui eſt rapporté par la Conſultation, ſi l'épuiſement & l'inanition étoient ſynonimes, mais on ſçait que l'épuiſement n'eſt autre choſe que la proſtration des forces pendant ou à la ſuite d'une maladie grave & longue, qui dérange ou empêche les opérations de la nature ; & que l'inanition, au-contraire, conſiſte dans la vacuité de l'estomach privé d'alimens. Or l'inanition de la mere peut être la suite des fonctions d'un estomach vorace, qui ayant promptement digeré les alimens, en appete sans interruption de nouveaux, qui sont également que les premiers absorbés par les vaisseaux chiliferes & successivement par le fœtus, dont l'embonpoint se fait en ce cas au dépens de la mere; mais cela ne peut arriver dans le cas de l'épuisement proprement dit, puisque l'estomach d'une personne épuisée n'a pas la faculté de digerer indistinctement les alimens de bonne ou mauvaise qualité, solides ou fluides, fonction dont ce viscere s'acquitte très-bien le plus souvent, & après lequel il aspire ordinairement dans l'état de grossesse.

On avoue qu'il feroit absurde d'admettre la prolongation du terme de la naissance pour les besoins du fœtus, lorsqu'il a acquis la perfection nécessaire pour sortir de la matrice, & qu'il arrive quelquefois qu'un enfant vient au monde petit & foible au terme de neuf mois & au-delà, quoique la femme ſoit de bonne conſtitution, au contraire qu'une femme délicate accouche à ſept & huit mois d'un enfant fort & vigoureux. Dans le premier cas, la matrice étant de toutes les parties du corps la plus inférieure en forces & en volume, eu égard à ſon tiſſu trop mince, à la foibleſſe du plexus uterin ou autres cauſes, & cependant analogue à tous ces égards à l'enfant parvenu, malgré ces inconvéniens qu'il a pardevers lui, au degré de perfection néceſſaire à ſa ſortie, elle réunit ſes forces à celles du fœtus formé pour la procurer.

Il faut préſumer dans le ſecond, que dès le premier inſtant de la conformation, elle avoit reçu en partage plus de vigueur, d'amplitude & d'élaſticité que le reſte de l'individu debile de la mere, & qu'en cette conſidération, il a fallu un lapſe de tems moins conſidérable pour la ſortie d'un fœtus qui étoit fort & bien conſtitué, ayant été lui-même pourvû à ce terme de toutes les conditions requiſes pour ſa perfection ; ainsi la naissance d'un fœtus de foible complexion peut être déterminée à neuf mois, comme celle d'un enfant vigoureux peut l'être à sept. Mais si la matrice est inférieure en force à l'enfant bien formé, à quelque terme que ce soit, cette infériorité sera un obstacle à l'accouchement ; le terme sera alors prolongé contre le vœu de la nature, & l'enfant ne vivra pas. Peut-être même, après que les douleurs qui annoncent l'accouchement auront cessé, & que les signes préparatoires auront disparu, l'enfant se dessechera, s'ossifiera ou se pétrifiera-t-il dans la matrice, s'il n'en sort misérablement par parties.

Dans l'état naturel la tête de l'enfant appuyée sur le col de la matrice y occasionne un agacement d'où résulte sa dilatation & sa contraction. L'action du sang ne contribue point à ce méchanisme dans les premiers instants ; pour y suppléer, la Providence a rassemblé dans cette cavité des feces qui ont transudé par les vaisseaux exhalans, & s'y sont en plus grande partie ramaſſées, vû l'obſtacle de la part du col bouché par lequel ils n'ont pû avoir iſſue. Ces feces paroiſſent quelquefois avant, quelquefois après l'écoulement des eaux. Les eaux ne ſont donc pas toujours *les premiers effets ſenſibles du travail.* Mais on ne peut nier que cet action de la part du ſang n'ait lieu après les premieres préparations.

Nous n'avons vû juſqu'ici dans la Conſultation de M. Louis, aucunes preuves démonſtratives que le fœtus ne contribuât point du tout à ſa ſortie, bien plus nous en fourniſſons du contraire. Nous conſidererons, ſi l'on veut, la matrice comme l'unique agent de l'excluſion; mais on nous accordera que l'enfant travaille à ſa ſortie.

La matrice ne pourroit-elle être portée au-delà du volume où elle ſe trouve au terme de neuf mois? L'hydropiſie de ce viſcere qui ſubſiſte en même-tems que la groſſeſſe, en eſt une preuve contraire.

La néceſſité méchanique, qui peut cauſer l'accouchement, ſe rencontre donc conjointement dans la force expulſive de

la

la matrice & impulsive de l'enfant, la supposition des loix prétendues immuables qui en fixent le terme dans la femme comme dans les animaux, est, comme on l'a vû, gratuite.

Après avoir fait mention du fœtus de Souabe, qui demeura quarante-six ans dans le ventre de sa mere, de celui de Joigny, qui y séjourna trente-trois ans, on ne nous instruit pas de ce qui survint à leurs meres au bout de neuf mois, comme on le fait dans l'histoire de la femme de Sens, qui sentit au terme ordinaire *toutes les dispositions qui précèdent & accompagnent un accouchement.* On laisse encore un louche sur l'âge de la femme lorsqu'elle conçut & mourut. On lit simplement, *cette femme avoit quarante ans, & c'étoit sa premiere grossesse.* Lorsqu'on se trouve dans une disette de preuves, & d'où l'on veut cependant tirer des avantages, on ne doit pas oublier la plus legere circonstance.

On est plus exact sur l'histoire de la femme de Dole en Franche-Comté, elle devint grosse à l'âge de trente-huit ans, eut au neuviéme mois tous les signes d'un accouchement prochain qui n'arriva pas, & mourut quinze ans après le 28 Juin 1661. On lui trouva dans la matrice un fœtus bien conformé, dont la grosseur étoit bornée à celle d'un enfant de neuf mois. Pour s'autoriser de cette observation, on auroit dû préalablement déterminer la différence de volume qu'il y a d'un enfant de neuf mois & celui d'un enfant de sept ou de huit; mais on ne peut gueres se prêter à cette distinction, quand on est convenu que les enfans naissoient à ce terme indistinctement *gros ou chetifs*.

Celle du fœtus de Toulouse, rapportée par François Bayle, ne parle que du terme de la grossesse en général, sans spécifier s'il étoit de neuf mois lors des douleurs; précision qu'on n'auroit pas dû plus oublier qu'on l'a fait dans l'histoire de Bauhin, d'après Felix Platerus, & celle de Bartholin.

La conclusion que l'on tire avec ce dernier Ecrivain du terme positif fixé par la nature, pour la naissance des enfans comme pour celle des animaux, est déduite de ce qu'au *terme de neuf mois on vit toutes les dispositions* qui marquent un accouchement instant. Il faudroit pour le faire valoir irrévocablement, qu'on n'eût vû aucuns exemples d'accouchemens consommés au terme de neuf mois, sans qu'ils eussent été précédés des mêmes dispositions à sept & huit; enfin, fournir des moyens énergiques & incontestables, dont on ne s'écartât point, pour fortifier les allégations que l'on fait de l'invariabilité des loix de la nature.

On entreprend de donner une raison sur l'accouchement qui n'a pas paru possible à M. Roederer; on la puise dans la nécessité de fait qui doit être égale à la cause; & ensuite on ajoute, *quand aucun obstacle ne s'y oppose*. N'avons-nous pas trouvé cet obstacle dans l'inertie, la foiblesse, l'infirmité, &c. du fœtus ou de la matrice; enfin, dans celles de l'une & l'autre ensemble? Il est inutile de suivre plus long-tems le degré de comparaiſon de l'homme avec les animaux, après avoir épuiſé l'irrégularité de l'analogie qu'on trouve dans les uns & dans les autres.

Nous ſommes d'accord ſur la conſtruction de la matrice, il ne s'agit plus que de conſentir avec nous ſur la force impulſive de l'enfant, comme nous l'avons déja dit; mais le ſommes-nous ſur la certitude de la ſuffocation de l'enfant par la ſurabondance des fluides, s'il arrive qu'avant le terme de neuf mois, en quelque tems que ce ſoit, la matrice réſiſte à ſa dilatation lente & graduée? Nous croyons qu'il pourra plutôt s'en ſuivre, en cette circonſtance, un accouchement lent à cinq, ſix, ſept ou huit mois, ou un avortement, & que l'accident de mort, s'il ſurvient, & dont nous ne nions pas la poſſibilité, ſera plutôt dû à l'interception de communication des ſucs nourriciers de la mere, ou ſi l'on veut, du placenta à l'enfant, qu'à la ſurabondance des fluides. Cette cauſe ſe trouve clairement dans le méchaniſme de la matrice, qui par le trop long éretiſme de ſes fibres motrices, ne ceſſe dans cet état de comprimer les vaiſſeaux auxquels la communication de ce tranſport eſt confiée.

S'il arrive, continue-t-on, que dès le ſeptiéme mois le fœtus ſoit d'aſſez bonne conſtitution, pour que les poulmons puiſſent réſiſter à l'action de l'air, il ſortira; nous en convenons, mais peut-on enviſager comme prématuré & accidentel un ſujet vigoureux plus viable qu'un enfant venu au terme de neuf mois, lequel aura quelquefois à peine la force de ſucer la mammelle qu'on lui préſente.

Pour nous concilier ſur ce qui eſt avancé touchant la nourriture du fœtus, il faudroit lever toutes les difficultés que pluſieurs autres ſyſtêmes oppoſent à cette hypothèſe.

Avec un peu de refléxion, on admettroit au plus l'impoſſibilité morale d'une naiſſance tardive, la réalité de l'impoſſibilité phyſique étant purement imaginaire. Le reſpect que l'on voue à l'auteur de la nature, exige notre admiration pour ſes decrets, & nous enleve la prétention de les pénétrer.

Mais ſi *les mammelles ſont préparées à la filtration du lait, la cavité du col de la matrice s'efface peu à peu.* En ce cas, *elle commence à ſe dilater vers le ſeptiéme mois, & vers la fin du neuviéme, la cavité du corps & celle du col n'en font plus qu'une.* On ſuppoſe donc par-là que ce méchaniſme n'arrivera qu'autant que cette diſpoſition ſe rencontrera dans les glandes mammaires, & qu'il aura plutôt lieu ſi elle eſt prématurée.

De-là nous inférons, 1°. que ſi le lait ne ſe porte point aux mammelles, & qu'indépendamment de ce méchaniſme, admis cependant comme *imperturbable*, l'accouchement ſe fait au terme de neuf mois, il ſera dû en plus grande partie aux forces impulſives de l'enfant, & que ſi le tranſport du lait eſt regardé comme abſolument néceſſaire à l'accouchement, le terme en ſera retardé juſqu'à ce que les mammelles ayent ſervi de dépôt au ſuc-laiteux.

2°. Que dans le cas où la disposition prématurée aura lieu, le terme de l'accouchement sera dévancé, à raison proportionnelle du tems où la tumefaction des mammelles aura commencé.

De plus, si le fœtus ne devoit sa sortie qu'aux contractions de la matrice, ce seroit alors une expulsion, & il faudroit le supposer dans l'inaction tant qu'il y est renfermé. Or cette hypothèse ne peut avoir lieu, car le mouvement de l'enfant devient sensible, non-seulement à la mere, vers la moitié du terme ou environ, mais encore au toucher, & est regardé par tous les Praticiens comme le seul signe univoque de la grossesse. De-là vient la gêne du fœtus, & cette gêne lui donne-t-elle d'autre inclination que celle de sortir? On sçait que cette action provoque la matrice qui fait alors partie de l'ouvrage.

Enfin, *la maturité détermine le mechanisme de la matrice.* Le fœtus n'ayant pas acquis le degré de conformation nécessaire pour paroître à neuf mois, l'accouchement ſera donc retardé plus ou moins, juſqu'à ce que l'enfant ſoit parvenu à un autre terme indiqué pour ſa perfection.

Une naiſſance tardive n'eſt donc pas toujours *l'effet de la ſupercherie d'une femme, ou une erreur de ſupputation* de la part de celles qui de bonne foi l'auront faite. *On ne peut*, de l'aveu de M. Louis, *juger équitablement que d'après les faits*, & certainement, *ils ne peuvent tous être rapportés*, avec juſtice, *à l'une ou à l'autre de ces deux cauſes*. L'avertiſſement que donnent les Auteurs qui ſoutiennent la poſſibilité du retard d'être en garde contre l'artifice & les tromperies qui peuvent en impoſer ſur ce cas, n'exclue donc point la poſſibilité de la naiſſance d'un enfant au-delà de neuf mois, mais eſt une induction pour ſe garantir des fraudes qui peuvent ſe pratiquer en cette matiere.

Mais quel parti prendre en ce cas de perplexité? Ne peut-on conſulter les mœurs habituelles d'une femme, faire un examen exact de sa vie passée, & sans avancer témérairement que *la réputation de la vertu n'est qu'un simple préjugé*, porter son jugement après une collection de rapports non-suspects? L'humanité d'ailleurs, ne trouvera-t-elle pas mieux son compte dans un peu trop de crédulité que dans le risque qu'on peut faire courir à l'honneur dû à la vérité? Doit-on supposer qu'une femme soit plus sensible & plus *attachée à la conservation de la fortune* dont *elle jouit*, & préfére l'espoir de *l'augmenter, à la crainte de retomber dans un moindre état* : & d'après cette hypothèse conclure du général au particulier? *Crimine ab uno disce omnes*. Quelle foible conséquence! N'est-ce pas au-contraire le cas de s'adoucir sur les peines & d'augmenter les graces? *Odia sunt restringenda, & favores ampliandi*. Voilà ces considérations morales *qui* nous paroissent être *du ressort des Jurisconsultes*. Mais nous ne sommes pas dans la nécessité de recourir à ces moyens pour triompher. Nos preuves, l'expérience & la raison nous en dispensent.

Pourquoi, au reste, l'erreur des femmes sur la supputation du tems sera-t-elle plus possible que celles des personnes de l'art ? Les femmes n'ont-elles pas des sensations naturelles sur la conception, inconnues aux Accoucheurs ? Combien de fois les plus versés dans la pratique, & les plus profonds dans la théorie, se sont-ils trompés sur l'affirmative ou la négative d'une grossesse, reconnue fausse ou vraie par la femme qui y étoit intéressée ? Qui privera enfin les femmes de la faculté du pressentiment sur le terme, après avoir eu la certitude de la conception ? On ne dit pas que cette regle soit sans exceptions, mais elles sont rares.

Quelques observations d'Hypocrate & d'Harvée, à moins qu'on ne regarde ces Auteurs comme infaillibles, ce qu'on ne peut supposer, ne serviront donc pas de conviction universelle. Le modeste & célebre Mauriceau n'osant, malgré ses connoissances & sa pratique consommée, se décider, ne renvoye-t-il pas prudemment aux obſervations de Skenkius, qu'il a reconnu pour l'ouvrage le plus authentique & le plus fidele, où l'on reçoit l'inſtruction la moins équivoque ſur le terme des accouchemens ! Trouve-t-on mieux que cet Auteur ſon avantage dans une recherche auſſi difficultueuſe ?

Mais on reproche à Skenkius de n'être que Copiſte. Si cela eſt, d'antagoniſte de cet Auteur, on devient ſon émule, puiſqu'on travaille, quoique contradictoirement, à ſon imitation. Il n'eſt plus queſtion que de décider auquel on doit donner la préférence.

Skenkius autoriſe ſon opinion touchant les accouchemens retardés ſur les ouvrages de Cardan, Pierre d'Apone, Spigellius, Bellocatus, tous Médecins renommés. Après avoir avoué leur célébrité, on les taxe d'inconſéquence & d'infidélité. On fait la même injure à Pline & au Sçavant Sennert. On révoque, comme de nulle valeur, le Decret de la Faculté de Leipſick, du 4 Décembre 1637, parce qu'elle avoit jugé contradictoirement sept ou huit ans auparavant, d'après le sentiment d'Hypocrate. Ne seroit-il pas permis de croire que la Faculté de Leipsick ayant reconnu son erreur, pour avoir dans le premier cas inattentivement juré *in verba Magistri*, ou peut-être avoir mal interprêté, après de mûres reflexions sur cet acte de complaisance ou d'inattention pour cet Auteur, d'ailleurs respectable, n'eut plus voulu dans la suite commettre de semblables fautes ? L'histoire rapportée par Baile, & arrivée au Puy, n'est pas mieux accueillie. On rejette enfin formellement tous les faits contraires à l'opinion qu'on a embrassée.

L'érudition de Fabrot, qui se concilie avec ce que nous avons établi sur la perquisition des mœurs & la bonne renommée, ne fait pas plus d'impression, les faits les plus vrais sont regardés comme fabuleux, la meilleure doctrine se trouve flétrie.

En quoi, je le demande, la regle de Fabrot est-elle fautive ? *En ce qu'elle fait dépendre une question de fait dans l'ordre na-*

turel, d'une ſimple conſidération Morale qui ne s'accorde pas avec la poſſibilité Phyſique.

Qu'on nous donne donc des preuves établies ſur des faits plus certains que ceux que l'on a cités en faveur de l'accouchement qui arrive au de-là du terme de neuf mois, ſans prétendre nous amuſer par la répétition d'une poſſibilité Phyſique, qui ne peut être ſolidement établie que ſur l'évidence, & que l'on voit s'élever d'une confuſion d'idées phantaſtiques, qui ne prouvent rien moins que ce à quoi elles tendent.

Les Juriſconſultes ont coutume de prononcer d'après la ſolidité des raiſons des Médecins & Chirurgiens Conſultans dans les matieres qui ſont de leur reſſort. Ce furent ces raiſons qui dicterent le Jugement d'Adrien ſur la poſſibilité de l'accouchement au onziéme mois, puiſqu'il ne le porta qu'après leurs avis qui ſe concilioient avec la vertu de la femme qui en fit le ſujet. Ce fait avec pluſieurs autres détruiſent donc cette immutabilité que l'on applique aux loix de la nature.

De plus la Loi qui *donne à l'enfant pour pere celui qui doit l'être*, quoiqu'il ſoit incertain, pater incertus, *eſt déduite de la préſomption favorable à l'honnêteté du lien conjugal, & a fait la néceſſité d'une regle certaine pour l'état des Citoyens nés pendant & conſtant le mariage.*

Le ton décidé n'en impoſe point aux Magiſtrats ſages & éclairés, ils ſçavent apprécier les raiſons, & ne décident point avec la légéreté que l'ardeur des Parties prévenues ou intéreſſées met dans ce qu'ils avancent. Ils écoutent la rélation des faits dont on a été témoin oculaire, ne fût-elle pas même faite par l'organe des Médecins & des Chirurgiens. Ces circonſtances ne ſervent, à la vérité, qu'à augmenter la préſomption des Juges, qui font toujours dépendre la valeur du témoignage de la véridicité, du crédit & de la gravité de l'Auteur.

Pourquoi au reſte combattre opiniâtrément une Loi, en s'appuyant ſur des faits dont la probabilité n'a rien de ſupérieur à celle de pluſieurs autres qui lui ſont oppoſés ? On ne peut dire que le mariage de Renée n'exiſtoit plus après la mort de Charles, puiſqu'elle n'avoit pas convolé à de ſecondes nôces. Peut-on la ſoupçonner d'infidélité ? Sur quel fondement porteroit ce ſoupçon, après les preuves d'accouchemens retardés que nous avons données & fondées ſur la raiſon & l'expérience ? Les allégations d'infirmités, de ſurveillance de gardes, & autres de cetre nature tombent d'elles-mêmes. On verra que celles de l'âge ſont auſſi foibles, ſitôt qu'on aura fait attention qu'une Noble Venitienne eut, à près de ſoixante ans, une fille de ſon mari, qui en avoit environ ſoixante-dix. *Muſa Epiſt. 29. tom. 2.* Que Caton engroſſa à l'âge de quatre-vingt ans la fille de Salonius ſon client ; que le Roi Maſſiniſſa laiſſa à l'âge de quatre-vingt-dix ans une fille de quatre jours ; & que Nicolas de Polavicene en eut un à cent ans ; que Levinus Lemmius, *de Occult. Nat.*

mirac. cap. 27, dit tenir d'un homme digne de foi, appellé Naucler, qu'il avoit vû marier à Stokolm un homme de cent ans, avec une femme de trente & qu'il en eut plusieurs enfans : que Platerus, *lib.* 1. *obser. tit. de vitalis motus defectu*, atteste que son grand-pere maternel épousa à l'âge de plus de cent ans, une fille de trente, dont il eut un enfant, qu'il maria à vingt ans, & aux nôces duquel on assista ; que le même Auteur, à la fin de son livre, parle du second mariage que Thomas Platerus son pere contracta dans la soixante-dix-septiéme année de son âge, avec une femme, dont il eut six enfans en dix ans, & ajoute que la naissance du dernier, qui fut une fille, arriva à la quatre-vingt-uniéme année révolue de ce bon homme.

Nous avons mis en évidence la possibilité des accouchemens retardés jusqu'à un an, nous avons prouvé qu'un enfant peut naître vigoureux & vivre, quoique tirant sa substance d'un homme âgé. L'âge de Charles n'est donc pas un obstacle à l'embonpoint l'embonpoint & à la vie du fils qu'il a eu de Renée, puiſque Charles étoit moins âgé que ceux dont nous venons de faire l'hiſtoire, & que l'âge de Renée, d'ailleurs ſe concilie avec celui des femmes qui en font en partie le ſujet.

Ne craint-on pas que les cendres de Charles ſenſibles à l'affront qu'on eſſaye témérairement de faire à ſon impuiſſance, à la vertu de Renée & à la légitimité du fruit de ſa flamme mourante, ſans le ſecours duquel il n'eut pû être tranſmis à la poſtérité ; ne craint-on pas, dis-je, que ſes cendres ne s'élevent pour en demander vengeance au Ciel, ſeul dépoſitaire de l'acte ſecret & ſacré du mariage qu'il n'avoit contracté qu'en ces vûes ?

Mais le point eſſentiel roule ſur l'accouchement de Renée qui peut-étre arrivé au terme de onze mois & demi généralement, & à celui de dix mois dix-ſept jours ſtrictement.

Nous avons aſſez prouvé cette poſſibilité.

Brillon, ajoute-t-on afin de capter le

ſuffrage du Lecteur, croit que l'Arrêt du Parlement de Paris rendu le 6 Août 1649, en faveur de la légitimité d'une fille née à dix mois & dix jours, eſt contraire aux regles de la Juriſprudence, & qu'admettre la » liberté de propoſer en Juſtice de telles ri» diculités, c'eſt ſe jouer de la nature & de » la Loi : que c'eſt inviter les femmes au li» bertinage, & compromettre l'honneur & » la ſûreté des naiſſances légitimes.

On a à repréſenter à Brillon & à ſes Partiſans qu'ils compromettent beaucoup plus leur érudition, en tenant un pareil langage, oppoſé à celui des Auteurs qui méritent le plûs de conſidération ; on les a aſſez cités, il eſt inutile de faire davantage paroître leurs noms, des répétitions n'augmenteront pas leur autorité.

Brillon pourra-t-il donc ſe récrier, quand on lui oppoſera des Arrêts dictés par la Juſtice même, dans des cas plus obſcurs que ceux-ci, mais que de plus profondes connoiſſances & des raiſons de politique ſçavent éclaircir. Ne réfuſe-t-on pas d'*admettre la dénégation d'un pere & la déclaration d'une mere pour l'illégitimité d'un enfant, constante & certaine de leur propre aveu? Scienti & volenti non fit injuria.* Ne reconnoît-on pas pour légitime celui qui vient au monde après l'absence du pere constatée au-delà des termes extraordinaires, malgré son opposition. Ces faits se trouvent dans les Causes célebres. Ne peut-il pas s'ensuivre plus d'inconvéniens de ces avantures, que des incertitudes dont les Notes du Pere Hardouin & le Dictionnaire de Brillon font mention?

Si nous n'avions eu des preuves victorieuses de raison & de faits pour convaincre de la possibilité des accouchemens retardés au-delà des termes les plus ordinaires, nous n'aurions pas oublié de saisir les moyens incontestablement suffisants que nous en fournit généreusement M. Louis dans sa Consultation.

Aristote, dit-il, pag. 15 & 16, *avance que le terme le plus court est de six mois entiers & complets, & le plus long de 280*

jours, ou de neuf mois entiers & dix jours, qu'Hyppocrate, enfin, *n'admet point de naissance légitime au-delà de ce terme.* M. Louis s'est probablement servi d'une Edition peu correcte des ouvrages de ces deux Auteurs, car on ne peut le soupçonner d'avoir traduit inattentivement des passages sur lesquels il fondoit en plus grande partie la légitimité de sa cause.. Voici en effet le texte d'Aristote aussi fidélement copié que traduit. και γαρ ἑπταμηνα και εννεαμηνα γινονται, και δεκαμηνα το πλειστον ενιαι δε επιλαμβανουσι και του ενδεκατου μηνος.
» Il y a des enfans qui naissent au terme de » sept & de neuf mois, le plus souvent à » celui de dix, quelques femmes même » n'accouchent qu'à onze mois.

Nous n'altérons pas plus celui d'Hyppocrate, qui dit au liv. *de naturâ pueri*, ἐν δέκα μησὶ γίνεται τοῦτο τὸ μακρότατον. » Le fœtus naît le dixiéme mois, qui est le » terme le plus long de la gestation.

Ce n'est pas que nous accusions M. Louis d'infidélité, nous n'eûmes jamais cette intention. D'ailleurs, ce qu'il dit à la page 27 de sa Consultation, nous en enleveroit la prétention. *Malgré la fausse opinion de la variété des temps de la naissance*, Mercatus *n'admet pas une extension ultérieure indéterminée ; il ne croit pas la naissance légitime au-delà du dixiéme jour du dixiéme mois ; & il adopte le sentiment* d'Hippocrate *qui rejette sur l'erreur des femmes, & leur fausse supputation, les grossesses qu'elles croyent prolongées au-delà de ce terme*. Rien de plus correcte.

Le zèle qu'a M. Louis de protéger un sentiment ingénieusement imaginé, lui fait perdre de vûe les fidéles éditions, mais il copie bien Mercatus.

Nous lui rendons également la justice d'avoir exactement copié le passage d'Hebenstreit, qui se trouve à la pag. 30 de sa Consultation, où il dit avec cet Auteur, *que l'accouchement ne peut gueres être différé au-delà de 272 jours.*

Nous pourrions, à la vérité, lui reprocher de n'avoir pas été aussi attentif à ce qu'il fait dire à Zacchias.

¶

Zacchias, nous l'avouons, eſt oppoſé au ſentiment de ceux qui penſent que les termes de ſept & de huit mois ſont conformes à l'intention de la Nature; mais il ne dit pas, comme M. Louis l'avance pag. 16, *que la Nature a fixé* ſtrictement *la naiſſance d'un enfant à neuf mois*; comme elle l'a fixée à un autre terme immuable pour tous les animaux, puiſque Zacchias reconnoît les termes de neuf & de dix mois indifféremment pour légitimes, & qu'il ſoutient que ce *ſont les ſeuls déterminés par la Nature pour l'accouchement de la femme.* Nono & decimo menſe naſci hominem. Zacchias de part. legit. & vitali pag. 49. quæſt. 5. n. 2.

Il ajoute, « que le dixiéme mois eſt le » terme le plus long de la naiſſance même » ſuivant Hippocrate, qu'en cette conſi- » dération les Loix & les Auteurs l'ont » reconnu ». *Decimum menſem eſſe longiorem naſcendi terminum in homine & ſuprà demonſtravimus, & Hyppocrates ipſe affirmavit de Natura pueri, illumque, ob id, inter legitima tempora conſtat fuiſſe à legibus acceptatum ab authoribus plurimis.* N°. 1. quæſt. 1.

Bien plus, il dit qu'Hyppocrate admet au commencement du ſeptiéme livre de l'accouchement, & dans celui qu'il a écrit ſur l'accouchement de huit mois, la poſſibilité des accouchemens à onze mois de terme, ſurtout s'ils ſont lunaires. *Hyppocrates quoque in lib. de ſeptimo partû & in lib. de octimeſtri partû, undecimeſtres admiſit, præſertim ſi lunares accipias.*

Voici enfin comme Zacchias finit : « par » ce que je viens de dire, il eſt aiſé de con- » clure que le terme de l'accouchement » peut être retardé de quelques jours au- » delà de dix mois complets ». *Ex his quæ ſuperiùs adduxi, jam eam concluſionem eliciamus, poſſe humanum partum per paucos quoſdam dies ſuprà decimum menſem prorogari acceptis etiam integris decem menſibus.*

On voit clairement que Zacchias n'eſt pas auſſi rigide que M. Louis le repréſente.

Passons à Alberti. Il fut soutenu en 1755 à Halle, sous la Présidence d'Alberti, une Thèse, dans laquelle on admet la possibilité des accouchemens aux termes de neuf & dix mois, fondée sur les causes admises par ce Sçavant Professeur, tom. 1 pag. 1. de son Traité Medico-legale, & sur celles qui sont rapportées par Schurigius, sect. 4. chap. 2. L'Auteur de la Thèse regarde d'après l'une & l'autre de ces autorités, comme une des principales causes du retard de l'accouchement, la foiblesse du pere & la délicatesse de la mere, *Parens debilis & uxor tenera.* pag. 13, le dérangement qui résulte de l'âge avancé du pere & de la jeunesse de la mere, *Si genitor senex, si uxor ejus junior*, de celui qui peut suivre la violence faite à une jeune personne, pour lui faire épouser un homme pour lequel elle n'a pas de goût, *Quando puella quædam certum maritum in matrimonium ducere cogitur*, du repentir qu'a une femme de s'être mariée, *Quam pœnitet matrimonii post nuptias celebratas.* Dans ces circonstances,

tances, ajoute-t-il, l'œuvre du mariage se fait avec dégoût, la grossesse n'a pas facilement lieu, ou elle est prolongée au-delà du terme ordinaire, *tunc illa omnia negotia tædiosè exercentur, tunc nulla facilè secutura est graviditas, & si deniquè illa gravida sit, tunc graviditas terminum debitum transilit & graviditas interdum prolongatur.* L'Auteur de la Thèse ajoute enfin qu'Alberti tom. 2. du même Traité pag. 554. fait mention d'un cas de maladie qui prolongea le terme d'une femme enceinte jusqu'au douziéme mois, & à la pag. 558. que la Faculté de Médecine décida que l'enfant, au défaut de forces ou d'alimens, la maladie de la mere considerée, a dû demeurer dans la matrice au-delà du terme ordinaire. *A Facultate Medicâ conclusio in responso fertur quod fœtus ob defectum virium, vel quoque deficiens nutrimentum, à morbo gravidæ causatum, ultrà debitum tempus in utero manere debuerit.*

M. Louis nous renvoye encore à l'*Histoire Naturelle de M. de Buffon*, pour y *lire des observations exactes sur le terme de la gestation.* Devons-nous appréhender de trouver notre défaite dans ce Sçavant Naturaliste, & l'Analogie déterminée par M. Louis entre les hommes & les animaux touchant cette matiere.

M. de Buffon ne nous y maltraite pas plus que les autres que M. Louis interprête sans examen. Il est dit, à la vérité, expressément pag. 136. du quatriéme tome de son Histoire Naturelle, qu'*il n'y a jamais qu'une très-légere variation dans la durée de la gestation chez les animaux, mais qu'on peut soupçonner que cette variation, qui dans les hommes est si grande, vient de l'action du sang qui se fait sentir à toutes les periodes.* M. Louis craignoit-il d'ajouter, ou n'a-t-il pas fait attention à ce qui est dit au commencement de la même page, & à la fin de la précédente. *Mais lorsque le fœtus n'aura pas acquis dans ce tems de neuf mois ce même degré de perfection & de force, il pourra rester dans la matrice jusqu'à la onziéme & même jusqu'à la dou-*

zième periode, c'eſt-à-dire, *ne naître qu'à dix ou onze mois, comme on en a des exemples.* Peut-il regarder indifféremment l'affirmative d'un Auteur, dont il croit, à juſte titre, les autorités ſuffiſantes pour nous perſuader & lui ſervir d'appui, qui ſe concilie d'ailleurs ſi bien avec ce que dit l'Encyclopedie à l'article de l'accouchement, & le reſte des Phyſiciens & Praticiens éclairés ſur le terme de la geſtation, à la faveur de la lumiere deſquels nous avons parcouru cette carriere ? Le reſte de la Conſultation nous fourniroit encore une ample matiere à arguer; mais en voilà plus qu'il n'en faut pour *démontrer qu'en concluant contre la poſſibilité phyſique abſolue de la naiſſance naturelle d'un enfant, au-delà du terme, fixée* [imaginairement] *par Hyppocrate à dix jours au-delà du terme de neuf mois complets*, on en impoſe ſur *un fait important*, on renouvelle *une queſtion d'Etat* déja décidée authentiquement dans des cas de la plus grande conſéquence par pluſieurs Tribunaux qui ſont les colonnes de l'Équité & de la Justice, on attente au renversement des Loix, on dérange totalement l'*œconomie animale*, & l'on prétend inutilement diriger les pas de la Nature au sujet des accouchemens, infiniment plus retardés que celui de Renée. *Signé*, LE BAS.

J'aurois cru ma Dissertation imparfaite, si elle n'eût été jugée par une partie des plus célèbres Médecins de la Faculté, & par plusieurs de mes Confreres des plus versés, tant dans la théorie que dans la pratique. D'aprés ces considérations, j'ai prié les uns & les autres de s'assembler le 13 de ce mois; ils ont pris communication de cet Ouvrage : & voici leurs opinions.

NOUS soussignés, jugeons qu'il est très-possible que le tems de la grossesse, quoique ordinairement de neuf mois ou environ, aille jusques au dixiéme mois & demi. Nous nous fondons sur un grand nombre d'exemples rapportés par différens Auteurs anciens & modernes très-dignes de foi, à quoi l'on peut joindre ce que M. Panênc, Médecin établi à Aix, a écrit à M. Chomel, un des Consultans soussignés, dont il nous a fait lecture, qui porte que sa femme est accouchée au terme de neuf mois de trois garçons, & à celui de plus de dix de quatre filles. Nous ne dirons rien des cas extraordinaires de gestation portée bien au-delà de ce terme, comme on peut lire dans plusieurs Ouvrages connus, tels que l'Histoire de l'Académie Royale des Sciences 1753, p. 139, où il est parlé de la femme de Jouarre, que M. Winslow & quelques Chirurgiens virent, laquelle accoucha d'un enfant vivant après trois ans ou environ de grossesse. A Paris, ce 13 Août 1764.

Bourdelin, Ancien Doyen de la Faculté de Médecine de Paris, Professeur de Chymie au Jardin du Roy, de l'Académie Royale des Sciences, premier Médecin de Madame & de Mesdames de France, &c.

Ferrein, Professeur de Médecine au Collége Royal, d'Anatomie au Jardin du Roi, de l'Académie Royale des Sciences, Docteur en Médecine de la Faculté de Montpellier, Docteur-Régent de celle de Paris, &c.

Le Begue de Presle, Docteur-Régent

de la Faculté de Médecine de Paris, & Censeur Royal.

&c.

Nous soussignés, sur la question présente proposée s'il y a un terme préfix pour l'accouchement, sommes d'avis unanimes que l'on doit considérer trois especes d'accouchemens quant aux termes; accouchemens naturels, accouchemens rares & accouchemens extraordinaires, mais possibles : naturels à neuf mois quelques jours, plus ou moins; rares à six, sept, huit, dix jusqu'à onze; extraordinaires, mais possibles, à onze mois, & beaucoup au-delà.

L'autorité, l'expérience & les faits doivent servir à décider la question présente. La Physique & la Médecine sont entierement fondées sur l'observation; & une étude longue & assidue de la Nature, démontre qu'elle n'est point uniforme dans sa marche : rien de plus varié ni même de plus bisarre. Les Livres des Observateurs sont remplis de faits qui prouvent cette vérité. Un des Consultans a lû une Lettre en date du 23 Mai de cette année 1764, signée Panênç, Docteur en Médecine, établi à Aix en Provence. On y voit ce qui suit.

« M. C. Ecclésiastique d'Arles, vient de m'in» former par l'extrait de votre Lettre, qu'il y

» a une question que l'on discute à Paris au » sujet de la légitimité d'un enfant né dix mois » & demi après la mort du pere, & un an » moins quelques jours, à compter du moment » où le pere a été attaqué de la maladie dont il » est mort..... En s'appuyant sur la bisarre- » rie de la Nature dans ses opérations, je pense » qu'il est très-possible que l'enfant soit légiti- » me, quoique né dix mois & demi après la » mort du pere. Ma femme portoit ses garçons » pendant neuf mois complets, & les filles » jusqu'au dixieme, & même au-delà. Cette » observation a été toujours constante & la » même dans sept différentes grossesses; sça- » voir, de trois garçons & de quatre filles, » n'ayant eu d'ailleurs dans les différentes gros- » sesses que les incommodités ordinaires..... » Il faut donc conclure que de pareils événe- » mens, quoique rares, ne laissent pas que » d'être naturels, ce qui est également autorisé » par les Auteurs tant anciens que modernes ».

On trouve de plus, sans parler d'une infinité d'autres, dans Trincavellius, Médecin de Venise, Professeur de Médecine au Collége de Padoue, une Consultation donnée vers l'an 1550, *Pro muliere Bohemâ quæ peperit undecimo mense, num legitimus fuerit partus*; & ce Médecin conclut affirmativement, lib. 1°. Conc. 34.

Donc l'accouchement n'a point de terme fixe; donc il est possible, quoique extraordinaire, qu'une femme accouche d'un enfant à onze mois & au-delà (*). Les douleurs de l'accouchement nécessaires à la sortie de l'enfant, peuvent paroître dans l'état naturel, se perdre, & être retardées d'un mois, & même de six semaines. Plusieurs d'entre les Consultans ont été témoins de ces faits. Nous nous croyons donc fondés à conclure que le terme de l'accouchement n'est point fixe, qui est la question proposée, en adoptant d'ailleurs la Consultation précédente, & celle qui a été ci-devant signée par MM. Renard, Vernage, Bourdelin, Bertin, Fournier, Gervais & Moreau, & souscrivant à la Dissertation de M. Le Bas. A Paris, ce 13 Août 1764.

RENARD, Docteur-Régent de la Faculté de Médecine de Paris, &c.

CHOMEL, Médecin Vétéran ordinaire du Roi, ancien Doyen de la Faculté de Médecine de Paris, &c.

BELLETESTE, Doyen de la Faculté de Médecine

(*) Voyez le fait tiré des Mémoires de l'Académie Royale des Sciences, année 1753. Fait qui n'est point révoqué en doute, & dont il est encore sur les lieux des témoins oculaires. Consultez encore la Motte & autres, cités dans la Dissertation de M. Le Bas.

decine de Paris, Médecin ordinaire de l'Hôtel-Dieu de Paris, &c.

COCHU, Médecin ordinaire de l'Hôtel-Dieu de Paris, &c.

GERVAIS, ancien Prevôt du Collége de Chirurgie, Accoucheur de S. A. S. feue Madame la Princesse de Condé, Professeur & Démonstrateur en Chirurgie pour la partie des Accouchemens; &c.

ALLOUEL, ancien Prevôt du Collége de Chirurgie, ci-devant Professeur de Chirurgie, Démonstrateur d'Anatomie de l'Université de Genes, & Chirurgien-Major du grand Hôpital de la même Ville, &c.

DIDIER, ancien Prevôt du Collége de Chirurgie, &c.

MOREAU, premier Chirurgien de l'Hôtel-Dieu de Paris, &c.

RAVENET, ancien Prevôt du Collége de Chirurgie, &c.

DUFOUART, Chirurgien en chef de la Charité, Chirurgien-Consultant des Armées du Roi, &c.

TENON, Professeur Royal au Collége de Chirurgie, de l'Académie Royale des Sciences, &c. J'adopte en outre la Dissertation de M. Le Bas, quant aux faits, qui établissent qu'une femme peut porter dans des cas particuliers jusqu'à dix mois, & au-delà.

APPROBATION.

J'Ai lû, par ordre de Monseigneur le Vice-Chancelier, un Manuscrit qui a pour titre : *Question importante ; peut-on déterminer un terme préfix pour l'Accouchement ?* Comme il est utile que les opinions les plus vraisemblables soient combattues, parce qu'alors on les éclaircit mieux, je pense qu'on peut permettre l'impression de cet Ouvrage. Fait à Paris, ce 15 Août 1764.

Signé, LE BEGUE DE PRESLE.

FAUTES A CORRIGER.

Page 21. *lig*. 3. au lieu de *qu'elle*, lisez qu'il.
Pag. 39. *lig*. 20. au lieu de *éclorre*, lis. éclore.
Pag. 48. *lignes* 4 & 5. les guillemets n'ont pas lieu.
Pag. 73. *lig*. 5. après ouvrage, une virgule, & après situation, supprimés la virgule, &.
Même pag. *lig*. 15. au lieu de *malrice*, lis. matrice.
Par-tout où l'on trouvera Hyppocrate, *lis*. Hippocrate.
Pag. 100. *lig*. 2. au lieu qu'Hypocrate, *lis*. Hippocrate.

www.ingramcontent.com/pod-product-compliance
Ingram Content Group UK Ltd.
Pitfield, Milton Keynes, MK11 3LW, UK
UKHW020240220726
13923UKWH00002B/753